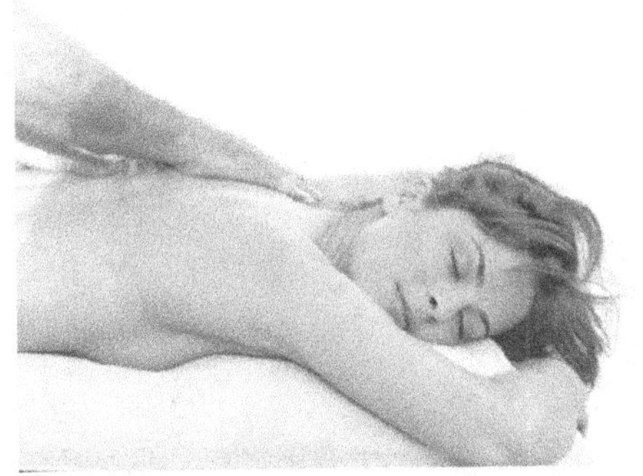

MASAJES

ZENN | sepa elegir la técnica
más adecuada a
su problema

ÍNDICE

INTRODUCCIÓN

Hay determinados momentos en que nuestro cuerpo se siente abatido, cansado, dolido...Hay otros momentos en los que nuestra mente se encuentra agobiada por demasiados problemas, por excesivas responsabilidades y presiones...

Son esos los momentos en que todo nuestro yo nos dice: ¡BASTA! Si pudiéramos aprovechar dichas circunstancias para recapacitar sobre qué es lo que rige nuestros días, seguramente disfrutaríamos más de la vida: ¿qué gobierna nuestra existencia? ¿El tiempo, las presiones y las obligaciones o la conexión con la naturaleza, el disfrute y el placer?

En la actualidad, son pocas las personas que logran detenerse y conectarse con algo que no sean sus obligaciones; casi nadie se detiene a escuchar a su propio cuerpo.

Los masajes son un medio para reencontrarnos con nuestro cuerpo, nuestras sensaciones, para volver a reestablecer el equilibrio perdido. Los masajes pueden ser la solución a muchos problemas, como el estrés, el cansancio o las dolencias físicas.

Cuando logramos conectarnos con nuestro bienestar físico, podemos descubrir la relación que existe entre el cuerpo, el alma y la mente.

El masaje lleva a entender esta relación; es un arte curativo por medio del cual se logra flexibilidad y liviandad en el cuerpo, al igual que en la mente y en el alma.

El masaje nos otorga bienestar para el cuerpo y serenidad para nuestra mente. Es por eso que los invitamos a que descubran un mundo diferente: el mundo de los masajes.

Desde la preparación del ambiente en que se dará el masaje, hasta la influencia de los aceites a utilizar, pasando por algunas nociones básicas de anatomía y todos los secretos de las variadas técnicas de masajes, la idea es que tanto quien ofrece un masaje como el que lo recibe, se sienta cómodo, seguro y relajado durante la sesión, disfrutando de los beneficios que cada una de las técnicas aportan.

Aceptar esta invitación y adentrarse en el mundo de los masajes, nos puede ayudar a cambiar nuestra vida hacia un futuro más saludable y absolutamente natural; sobre todo, sin drogas ni efectos secundarios indeseables.

Es hora de darle un respiro a nuestro cuerpo y de prestar mayor atención a lo que nos dice.

Y además de todo... ¿Por qué no darnos el gusto de recibir u ofrecer un masaje por el simple placer de hacerlo?

POR QUÉ UN BUEN
MASAJE

POR QUÉ UN BUEN MASAJE

Podemos decir que un masaje es una forma de contacto manual, siendo ésta organizada, que ayuda a conseguir nuevamente el equilibrio físico, mental y emocional de la persona que lo recibe. Es por ésto que un buen masaje, recibido en el momento adecuado, ayuda a restablecer la salud íntegra del ser humano, ya que toma al mismo como un ser total, cuerpo – mente.

Sea cual sea la técnica utilizada (ejecutando presión con los dedos pulgares, como en el shiatsu; o haciéndolo sólo en determinados puntos del pie como en la reflexología, o bien empleando toda la mano masajeando la masa muscular, como en el masaje circulatorio), el masaje es un arte curativo.

Dicho arte ha sido empleado desde hace más de tres mil años en países de Oriente, como la India, Egipto, China, Japón y Tíbet, en los cuales se lo tomaba como parte importante de la medicina tradicional.

Al ser el masaje una forma de contacto manual, podemos referirnos a ella al sentir una mano que acaricia, un abrazo que reconforta o al disfrutar del primer contacto físico bebé - mamá.

Un masaje es un modo de comunicarse sin palabras, comunicación en la que no sólo importan los movimientos de manos, sino que influye también, y en un modo muy considerable, la energía que transmite quien ofrece el masaje.

Cuando se establece una buena comunicación entre ambas personas (quien recibe el masaje y quien lo da), se produce un importante intercambio de energía y de emociones, que favorece enormemente a la terapia.

Un masaje utiliza como lenguaje el tacto, y toma a la piel como lugar de interacción entre el mundo exterior y el cuerpo.

Un masaje puede aliviar tensiones, disminuir dolores, corregir posturas.

Un masaje ayuda a desbloquear energías obstruidas (que traen consigo dolores de cabeza, insomnio, mala circulación, etc.).

Un masaje despierta zonas adormecidas y moviliza la energía vital del cuerpo – mente.

Un masaje aporta beneficios psicofísicos, ya que quien lo recibe se siente contenido, atendido, cuidado.

Cuando el que ofrece el masaje consigue tener el control de la situación, y quien lo recibe logra relajarse y llegar a un estado de absoluta receptividad, se puede hablar de un acto ritual de comunicación no verbal entre dos personas.

Y si este ritual tiene efectos curativos, placenteros, correctivos o analgésicos, mejor aún. Bienvenido el momento de ofrecer o recibir un buen masaje...

2.

UNA SESIÓN DE
MASAJES

UNA SESIÓN DE MASAJES

Preparativos

En el momento de realizar un buen masaje, lo único imprescindible son las manos del terapeuta y una gran sensibilidad. También es importante, contar con buena energía.

Sin embargo, para que la sesión de masajes resulte enteramente eficaz, hay otros factores a tener en cuenta. La atmósfera debe ser la adecuada, contando con un espacio silencioso, libre de interrupciones, confortable, amplio e higiénico.

Suelo o camilla

Sea cual sea la técnica de masaje que se ofrecerá, es sumamente importante acondicionar el lugar, realizando una preparación cuidadosa y generando un clima agradable para la sesión.

Dependiendo de las técnicas de masaje que se empleen, el sitio donde se lleven a cabo puede ser o bien el suelo o bien una camilla de masajes. Nunca se debe utilizar una cama común para dar un masaje.

El shiatsu siempre se ofrece en el suelo, mientras que en la reflexología el paciente debe adoptar una posición cómoda, ya sea en una camilla o mesa de masaje o en el piso, con la espalda soportada por almohadas, de modo de entregar sus pies sin incomodidad.

Si la idea es trabajar sobre el suelo, lo ideal es acondicionar el mismo con una fina colchoneta o una mullida alfombra. Cualquiera que sea la superficie empleada, lo conveniente es que tenga de 3 a 5 cm. de espesor, y de 2,10 m por 1,20 o más. La idea es que la superficie sea más amplia de la que el paciente ocupe.

También se pueden emplear algunos almohadones, siendo estos utilizados por el terapeuta, para apoyar las rodillas en caso de ser necesario.

Lo ideal es que el masajista se instale cómodamente, para poder trabajar con soltura y seguridad, y no necesite luego de la sesión, un masaje para él.

Si el masaje se ofrece sobre una mesa o camilla, el terapeuta estará sin duda, más cómodo, y por ende, el masaje será más óptimo y eficaz.

Cuando una sesión de masajes es larga, seguramente el terapeuta se cansará menos utilizando una mesa.

Es aconsejable que si alguien desea dedicarse a la tarea de ofrecer masajes, lo mejor es contar con una mesa de masaje, la que le facilitará la labor. Lo ideal es que se cuente con una camilla almohadillada, de 1,90 m por 0,70.

La altura de la mesa de masajes es sumamente importante, ya que si es demasiado alta los toques no tendrán la presión suficiente, mientras que si es muy baja, el masajista deberá inclinarse demasiado. Por lo tanto, lo ideal es que quien ofrezca el masaje, tenga en cuenta que el borde de la camilla debe tener la misma altura que la parte superior de sus muslos. La medida estándar de un hombre o mujer de estatura mediana, sería de entre 0,70 y 0,75 m, incluyendo el acolchado de la camilla. De todas formas, lo ideal es probar dando un masaje y corregir la altura en caso de ser necesario.

Si la camilla a utilizar es articulada, mejor aún. De esta forma, se facilitan distintas posiciones tanto para el paciente como para el terapeuta. Por ejemplo, si se está masajeando el cuello y las extremidades superiores con el paciente recostado boca arriba, sus piernas pueden relajarse ubicadas hacia arriba, con la camilla inclinada levemente en forma vertical.

Tanto si el masaje se da en el suelo como sobre una colchoneta o una camilla de masajes, lo ideal es colocar sobre la superficie a utilizar una sábana limpia, cada vez que se comienza una sesión. Esto garantiza higiene y confort para quien recibe el masaje.

En el caso de la reflexología, como dijimos anteriormente, el paciente puede sentarse en una silla y apoyar el pie sobre un taburete bajo, provisto de un almohadón, y el terapeuta puede sentarse o arrodillarse frente a él; o bien el paciente puede tumbarse sobre una colchoneta con un almohadón bajo las rodillas y el pie apoyado sobre las rodillas del masajista, el cual debe colocarse en una postura que le garantice la mayor comodidad posible.

Ambientación de la sala

En cuanto a la habitación donde se llevará a cabo la sesión de masajes, es conveniente que sea un sitio agradable, tranquilo, limpio y aireado. Debe tenerse en cuenta la soledad y el silencio. El paciente entra en un mundo donde el tacto es el único lazo de comunicación con el afuera. Cualquier ruido o agitación, pueden resultar extremadamente perturbadores.

La temperatura del ambiente tiene que ser la adecuada, de acuerdo a la época del año. El paciente no debe pasar frío durante la sesión, para poder relajarse y entregarse. Es conveniente tener a mano una manta, ya que la temperatura corporal desciende a medida que el cuerpo se relaja.

Muchas veces, el uso de aceites esenciales, hacen que la piel se enfríe con facilidad. Para evitarlo, no es necesario prescindir del uso de dichos aceites, sino calentar el lugar, antes de la sesión. Lo ideal es mantener una temperatura de aproximadamente 21ºC o un poco más. Si no se tiene seguridad de la temperatura, es preferible que esté demasiado templada, a que se encuentre fría.

Con respecto a la luz del ambiente, es conveniente que no caiga sobre el rostro del paciente. Aunque éste tenga los párpados cerrados, la luz sobre sus ojos le obligará a tensionar los músculos situados alrededor de los mismos.

En cuanto a la música ambiental, puede o no estar presente. Hay diferentes corrientes que la sugieren o que la rechazan.

La música ciertamente crea un ambiente agradable, pero hay muchos masajistas que consideran que tiende a canalizar en otro sentido, las profundas corrientes de comunicación que se experimentan. Es inevitable que la música impregne todo con su atmósfera.

Sin embargo, sí es importante el silencio de las palabras. Es beneficioso que reine un clima de silencio, de modo que entre paciente y terapeuta se genere una comunicación basada en el tacto y en el intercambio de emociones y energías. De más está decir que sí es conveniente que se expresen palabras que alerten de alguna dolencia o incomodidad.

Preparativos del masajista

Si el lector está deseoso de dedicarse a esta grata tarea de los masajes, y compartir con los pacientes las ventajas que los mismos ofrecen, debe tener en cuenta algunos puntos sobre los preparativos previos a la sesión. En otro capítulo, nos explayaremos sobre el "mantenimiento personal del terapeuta".

Es sumamente importante que el terapeuta sea cuidadoso en extremo de sus manos, ya que las mismas son el punto de contacto con el masajeado.

Antes de cada sesión, es imprescindible estar atento a ellas y a determinadas características:

• Las uñas deben estar lo suficientemente cortas (lo más posible) para no lastimar a quien reciba el masaje.

• Las manos deben ser lavadas cuidadosamente, antes de cada sesión, ya que cualquier huella de suciedad o de alguna sustancia pegajosa, será advertida. De más está decir, que resultará una falta de respeto hacia el paciente.

• Se debe controlar la temperatura de las manos, antes de dar el masaje. Si están frías, se las puede frotar con vigor, hasta entibiarlas. Si están sumamente heladas, acercarlas a un calentador o al fuego.

Con respecto a la indumentaria de quien ofrece el masaje, lo ideal es que pueda trabajar con ropa amplia y cómoda, que le permita libertad de movimiento. La misma debe ser preferentemente de colores claros.

Si el masajista tiene el pelo largo, lo adecuado es que lo lleve atado, de modo que no caiga sobre sus ojos impidiéndole trabajar con comodidad.

Es ideal tener un vaso de agua fresca o de jugos frutales, en el lugar de trabajo. Muchas veces, tanto el masajista como el paciente, sienten deseos de beber, provocados por la sesión de masajes.

Preparativos del paciente

Hay ciertas normas básicas para quien recibe un masaje. También es importante que las conozca el terapeuta, en caso de tener que informarle a su paciente.

A pesar de que lo ideal para quien recibe el masaje es estar completamente desnudo (ya que facilita sobremanera la aplicación de un buen masaje), es bien sabido que a más de uno lo intimida esta situación. Por lo tanto, y priorizando el sentirse cómodo y distendido del paciente, se le puede permitir estar con traje de baño.

Por otro lado, cabe aclarar que tanto en el shiatsu como en la reflexología, se puede estar vestido normalmente, aunque siempre conviene estar con ropas holgadas y ligeras.

Para estar completamente cómodo y relajado, el paciente debe despojarse de todo cuanto le pese (collares, anteojos, etc.).

Debe ubicarse cómodamente, siguiendo las indicaciones del terapeuta.

Es necesario que la persona que reciba los masajes, se encuentre en una posición tal, que le permita tener la cabeza relajada, así como los brazos y los hombros.

Cuando todos los preparativos estén en orden, es ideal que el paciente cierre los ojos y concentre toda su atención en la respiración. De esta forma, logrará ponerse en contacto con todo su cuerpo, pudiendo estar perceptivo ante cada sensación. Se pueden realizar varias respiraciones profundas, intentando tomar un ritmo largo y suave, tanto como sea posible. La idea es que el paciente logre abandonarse, dejando que los pensamientos fluyan, sin detenerse en ellos.

A partir de ese momento, será el terapeuta quien se encargue de continuar con todas las actividades relacionadas a la sesión.

Recuerde que sí es importante, a pesar de que conviene no hablar durante la sesión, que usted como paciente puede verbalizar cualquier sensación desagradable o de dolor.

Al finalizar la sesión, quien recibió el masaje no debe levantarse de inmediato. Es necesario quedarse un momento relajado, con los ojos cerrados, para luego (cuando se crea conveniente), abrigarse bien y levantarse suavemente.

ACEITES
ESENCIALES

ACEITES ESENCIALES

Para que un masaje resulte verdaderamente eficaz, es imprescindible acompañarlo con aceite. De esta forma, las manos podrán presionar y al mismo tiempo deslizarse sin dificultad sobre la superficie de la piel.

A pesar de que pueden emplearse tanto aceites de origen vegetal como de origen mineral, ya que ambos cumplen con la función de lubricación, es recomendable utilizar los aceites de base vegetal (por ejemplo de soja, de almendras dulces, de palta, etc.), ya que son absorbidos por la piel con mayor facilidad.

Antes de comenzar la sesión, hay que asegurarse de que el aceite esté mezclado, aromatizado y convenientemente envasado. Además, hay que cerciorarse de que haya cantidad suficiente para un masaje completo, y que esté tibio (es decir, a temperatura ambiente). Si nota que está frío, es conveniente calentarlo un poco cerca del fuego o de un calentador.

Nunca se debe verter el aceite directamente sobre la piel de quien recibe el masaje. El terapeuta debe colocarlo sobre sus propias manos, y frotarlas entre sí, antes de aplicar el masaje.

El aceite debe ser extendido con las palmas, utilizando ambas manos, por medio de movimientos de frotación suave, pero a la vez definidos, parejos y continuos. Esto es importante al aplicar el aceite al inicio de una sesión. De esta forma, se producirá en el paciente una sensación de confianza y seguridad, logrando más rápidamente una efectiva relajación.

Se debe evitar que la piel quede empapada en aceite, no debiendo quedar acumulaciones visibles sobre ella.

El frasco con el aceite nunca debe ser dejado en lugares riesgosos, ya que resultaría engorroso, durante un tratamiento, que el frasco se vuelque y el aceite se derrame.

Aromaterapia

La aromaterapia utiliza los aceites esenciales y el masaje como terapia de relajación y curación, elevando la energía y reestableciendo la armonía del cuerpo, la mente y el alma.
El terapeuta elige una mezcla de aceites, dependiendo del caso, pudiendo emplear diferentes tipos de masajes para aplicarlos.
En el caso de la reflexología, los aceites empleados son sólo un complemento para tratar la zona afectada, ya que no siempre se utilizan en la presión digital.
Los aceites esenciales son sustancias aromáticas, producto de la destilación de plantas, hierbas y flores, ya que las mismas poseen grandes propiedades terapéuticas. Son intensos, olorosísimos y volátiles. Actúan sobre el estado anímico y también sobre el físico. Pueden inhalarse, usarse para el masaje, aplicarse en compresas, añadirse al agua o usarse en vaporizaciones.
Cuando se inhalan, entran al cuerpo a través de los nervios olfativos de la nariz, estimulando la parte del cerebro que regula el sistema nervioso y el hormonal. Alcanzan también la circulación de la sangre y los órganos internos, a través de los pulmones y la piel.
Hay aceites esenciales que resultan benéficos para todo el sistema, mientras que otros tienen empleos bastante específicos. De la gran variedad de aceites esenciales que existen, hay muchos que tienen aplicaciones por sus propiedades curativas, como antisépticos, estimulantes, digestivos, diuréticos o desintoxicantes.
Para que los aceites no desprendan un olor rancio (ya que se oxidan con facilidad) es mejor mezclar pequeñas cantidades. Colocando una cucharadita de café de aceite de germen de trigo en una mezcla, se logrará evitar la oxidación de la misma.
Para obtener una buena mezcla, se debe agregar unas gotas de esencias aromáticas a un aceite vegetal. Con el tiempo, cada te-

rapeuta sabrá qué aceite es conveniente en cada caso.

Como regla general, en un recipiente o pote de aproximadamente 100 gramos de aceite vegetal, se colocan 10 gramos de aceite esencial. En casos particulares, como detallaremos más adelante, las cantidades son específicas para cada caso.

A pesar de que los aceites esenciales o esencias aromáticas resultan caros, suelen durar mucho ya que se emplean pequeñas cantidades en cada tratamiento.

Para finalizar con el tema de la aromaterapia, ofrecemos al lector un listado de algunas dolencias y las esencias aromáticas aconsejadas para cada caso (mezclar la cantidad de gotas de esencias aromáticas que se indica, por cada 50 ml de aceite vegetal).

Dolores de cabeza
Salvia 10 / Mejorana 5 / Lavanda 5 / Melisa o toronjil 10

Dolores menstruales
Amaro 15

Dolores musculares
Lavanda 7 / Enebro 10 / Romero 8

Dermatitis
Lavanda 6 / Enebro 6 / Geranio 12

Celulitis
Salvia 8 / Enebro 4 / Romero 8 / Hinojo 12

Estrías
Lavanda 15 / Incienso 10

Afrodisíaco
Sándalo 10 / Jazmín 5 / Rosa 5

Tónico
Bergamota 6 / Geranio 2

Tono muscular
Lavanda 8 / Citronella 8

Problemas de circulación
Enebro 12 / Benjuí 8

Presión arterial alta
Lavanda 15

Tensión nerviosa
Azahar 4 / Mejorana 4 / Sándalo 4

Constipación en el embarazo
Mejorana 20

Artritis
Mejorana 6 / Enebro 8 / Romero 8

Antes del parto
Rosa 5 / Ylang Ylang 6

Calambres
Lavanda 7 / Romero 8

Bronquitis
Eucalipto 15

MASAJES

MASAJES

Distintas técnicas

Ahora bien, ha llegado el momento de referirnos a las distintas técnicas de masajes, sus diferentes toques o maniobras, sus ventajas, beneficios y particularidades.

Son muchos los favores que nos ofrece un buen masaje, tanto si acudimos a él como fuente de curación o simplemente si lo utilizamos para aliviar nuestro cuerpo - mente, en busca de relajación y gozo.

Es importante leer con atención cada una de las técnicas, ya que de esta forma podremos darnos cuenta con cuál nos entenderemos mejor (ya sea para ofrecer un masaje o tomarlo, para atacar tal o cuál dolencia, para regalarnos un buen momento o regalárselo a un paciente).

Las manos, alma de los masajes

Lo más importante para quien realiza los masajes, sea cual sea la técnica, es sentirse unificado con sus manos.

De ésto depende una buena terapia. Es imprescindible poseer un buen dominio y manejo de las propias manos, ya que ellas constituyen el alma del masaje.

Es importante tener en cuenta las siguientes indicaciones, para quien realiza un masaje por primera vez:

Se debe aplicar presión, al dar un masaje. Aunque la intensidad de la presión se va descubriendo con la experiencia (ya que puede ir variando según el punto a trabajar), siempre es indispensable aplicar un poco de presión. Si el terapeuta siente que está ejerciéndola con demasiada intensidad, puede preguntarle al paciente cómo le resulta.

• Las manos del terapeuta deben estar siempre relajadas. Al mover las manos, aplicando masajes, las mismas deben estar lo más sueltas y flexibles posible. Esto no resulta sencillo de lograr, pero con experiencia, práctica y ejercicios de relajación, se puede conseguir.

• Las manos deben explorar cada zona del cuerpo a tratar. Es necesario que las manos del terapeuta se encuentren siempre investigando (previas a las maniobras específicas de cada tratamiento), para que puedan "escuchar". Deben poder palpar los huesos, delinear sus formas, comunicarse con la textura más profunda de los músculos, conocer las articulaciones.

• Se debe usar el propio peso para ejercer presión, no sólo el peso de las manos. No es verdad que para brindar un masaje adecuado, se debe ser físicamente fuerte. Si se quiere ejercer mayor presión, no se debe forzar los músculos de los brazos y las muñecas; se puede conseguir apoyando el peso de la parte superior del cuerpo sobre las manos. De esta forma, las manos no adquieren rigidez y pueden moverse fluidamente.

Diferentes toques

Es importante conocer las diferentes formas de movimientos, antes de dedicarse a ofrecer un masaje, con el único propósito de aprovechar al máximo de las ventajas del mismo. Sin embargo no suele ser difícil, ya que el masaje puede entenderse como un gesto instintivo que aparece en cualquier individuo, en muchas acciones de la vida cotidiana (tanto al frotarse una zona dolorida como al acariciar a un ser querido).

Dentro de los toques posibles de un masaje, podemos encontrar:

• **Amasamiento:** es uno de los movimientos básicos de los masajes, y se lleva a cabo utilizando toda la mano, la cual debe tomar y comprimir cada parte del cuerpo, trabajando en lo posible con grupos completos de músculos.
Se deben evitar las maniobras rudas, debido a que pueden tener como consecuencia lastimaduras de tejidos subcutáneos y vasos sanguíneos.
El amasamiento favorece el incremento de flujo sanguíneo, ayuda a eliminar las toxinas del cuerpo, despega las diferentes capas de piel y estimula el metabolismo muscular.
El amasamiento puede ser:
- **digital:** realizando pequeños círculos con las yemas de los dedos, en sentido centrífugo si el objetivo es aliviar molestias, y en sentido centrípeto, para tonificar. Realizar sobre frente, cabeza, costillas, esternón y zona púbica.
- **con nudillos:** efectuando rápidos pellizcos con el nudillo del dedo índice y el pulgar. Realizar sobre extremidades y espalda.
- **con los dos pulgares:** juntando un trozo de piel, con los dos pulgares, donde se debe tener suma precisión. Realizar en vértebras, cervicales o intercostales.

• **Pinzamiento:** elevar determinadas zonas utilizando una pinza formada con los cuatro dedos en contraposición con el pulgar. Este toque mejora el tono muscular y está indicado para casos de flacidez.

• **Torsión:** este toque se aplica poniendo ambas manos en sentido paralelo y moviéndolas a la vez, pero realizando giros contrarios. Se utiliza para eliminar toxinas.

- **Roces:** con las yemas de los dedos se roza la piel, en forma suave. Este toque se aplica en superficies amplias y puede hacerse con una o las dos manos. Esta maniobra mejora las tensiones, logrando que la energía del cuerpo circule por el mismo, en forma armoniosa.

- **Fricciones:** esta maniobra se realiza con la yema de los dedos, presionando en forma circular (no lineal), sobre zonas profundas en la que se encuentren nudos. Las fricciones son empleadas para aliviar dolores lumbares y dorsales y relajar los órganos digestivos.

- **Pases:** al igual que en los roces, se pasa suavemente las yemas de los dedos sobre la piel, pero en sentido de las redes nerviosas. De esta forma, se mejora la circulación linfática y se produce un efecto sedativo importante. Este toque puede aplicarse especialmente en la cabeza.

- **Deslizamiento:** utilizando en forma alternada ambas palmas de las manos, se realizan movimientos largos y lentos sobre la piel. Con esta maniobra se puede colocar el aceite.

- **Manos ahuecadas:** con el fin de reactivar la circulación de los vasos capilares, se aplican pequeños golpecitos con las manos ahuecadas, en los lugares donde sea necesario.

- **Golpeteos:** en esta maniobra se utiliza el canto de las manos, aplicando golpecitos sobre la zona a tratar. Resulta un buen modo de relajación muscular rápida.

Sin detenernos, por ahora, en ninguna técnica en particular, ofrecemos un modo simple de masajear distintas zonas del cuerpo.

La espalda

Quien reciba el masaje deberá colocarse sobre la mesa de masajes boca abajo.

El terapeuta empezará realizando masajes desde el cuello hacia la zona sacra, utilizando los pulgares y aplicando movimientos lentos y profundos con ellos, a lo largo de la columna vertebral. Hay que tener en cuenta que la parte superior de la espalda suele concentrar muchas tensiones, por lo que debemos detenernos y realizar masajes profundos en esta zona.

Doblar un brazo por detrás de la espalda, y masajear el borde del omóplato (lado superior, inferior y próximo a la columna) de modo firme y suave, utilizando cuatro dedos.

Amasar luego, para aliviar la tensión muscular, ambos lados de la columna vertebral, desde la zona del cuello hasta el sacro.

En el mismo sentido, deslizar ambos puños. Al llegar al sacro, separar las manos hacia los costados y deslizarlas en forma ondulante por toda la espalda dirigiéndose a los hombros. Una vez allí, ir hacia el cuello y volver a repetir el movimiento.

Luego, apoyar las palmas de las manos y deslizarlas desde los hombros hasta las caderas. Realizar esta maniobra abriendo las manos hacia los laterales y volver a la posición inicial. Al llevar las manos a la posición inicial nuevamente, no se deben separar las manos totalmente del paciente para no perder el contacto.

Para finalizar, realizar la maniobra de deslizamiento, siguiendo la dirección cuello- hombros- brazos- manos.

El cuello

Para realizar distintas maniobras sobre el cuello del paciente, éste debe estar acostado sobre la mesa de masajes, boca arriba. Lo ideal es que permanezca con los ojos cerrados, para poder relajarse más aún.

Se debe comenzar con un suave masaje de amasamiento y pellizcos leves, desde el centro del cuello hacia la nuca. Realizar movimientos vibratorios, utilizando tres dedos de la mano, en sentido pecho- mentón.

Luego, amasar desde la base del cuello hacia ambos hombros.

Con sumo cuidado y ambas manos, levantar la cabeza del paciente y voltearla hacia un lado, sujetando el mentón con una mano. Con la otra, amasar el costado libre desde el cuello hasta los hombros. Repetir del otro lado.

Nuevamente con mucha suavidad, sujetar con una mano el mentón y con la otra la parte superior de la cabeza, y hacerla girar hacia ambos lados. Apoyar la cabeza sobre la camilla y masajear los hombros, con el fin de relajarlos.

Para finalizar, aplicar suaves presiones sobre los brazos (en dirección hombros-muñecas y viceversa).

Zona abdominal

El paciente debe permanecer acostado boca arriba, sobre la mesa de masajes.

Comenzar con un masaje exploratorio, aplicado con la yema de los dedos, rodeando la zona del pubis. Luego, aplicar movimientos circulares y suaves, ejerciendo presión con el talón de la mano, colocando una sobre la otra.

Después, aplicar pellizcos en sentido ascendente, desde el recto mayor del abdomen hacia el transverso del mismo. Se continúa hacia el diafragma, con las manos ahuecadas, llevando el tejido adiposo hacia el centro del abdomen.

Para finalizar, realizar amasamiento sobre la zona central del vientre.

Cintura

El masaje de cintura suele emplearse en los casos en que el paciente desee reducir dicha zona.

Este masaje se realiza aplicando el movimiento de torsión, en el que se emplean las dos manos. Además, realizar leves pellizcos en la zona a trabajar. Para finalizar, aplicar pequeños golpeteos suaves y firmes.

Brazos

Para comenzar a masajear los brazos, se debe empezar realizando pequeñas movilizaciones en las manos y muñecas. Para ello, colocar los pulgares en el dorso de la mano y los dedos restantes en la palma; flexionar los laterales de la mano hacia abajo.

Luego, sujetar con una mano uno de los brazos, y con la otra mano realizar movimientos de rotación en cada uno de los dedos. Los movimientos deben ser precisos y rápidos.

Para finalizar con la mano, aplicar masaje digital en la zona articular de la muñeca, en la palma y en el dorso.

Luego, con movimientos de pinzamiento, ascender desde la muñeca hasta el hombro. Primero con un brazo y luego con el otro. Aplicar amasamiento a lo largo de todo el brazo y al llegar a la zona del hombro, realizar masaje digital.

Con movimientos de presión aplicados con las dos manos juntas, descender desde la axila hacia la muñeca y luego, volver hacia la axila, repitiendo el mismo procedimiento.

Para finalizar con los brazos, sujetar la mano del paciente y realizar pequeñas sacudidas.

///

MASAJE CIRCULATORIO

En este masaje, como su nombre lo indica, se tiende a renovar y componer la circulación de energía. Para esto, las manos del terapeuta realizan círculos sobre las distintas partes del cuerpo a tratar e intentan despegar músculos de huesos.

Es un masaje en el que el masajista debe conectarse con su propia energía, transmitiéndosela al paciente por medio del contacto. Esto se logra cuando quien ofrece el masaje está relajado, se concentra durante la terapia en su propia respiración y mantiene la mente despejada de todo obstáculo.

Como dijimos anteriormente, el masaje circulatorio tiende a desbloquear la energía trabada del paciente, y de este modo descontractura, energiza y relaja.

Antes de comenzar este masaje, es conveniente pasar aceite por el cuerpo del paciente, de forma tal que los movimientos ejercidos por el terapeuta sean fluídos y no se produzca fricción. Es importante que la cantidad de aceite utilizada no sea demasiada (ya que las manos resbalarían, perdiendo el sentido del masaje), ni escasa (las manos se trabarían, sin posibilidad de deslizarse). La experiencia será una buena compañera en este aprendizaje.

Lo ideal es realizar este masaje en el lugar en que el terapeuta se sienta más cómodo, ya sea sobre una camilla o en una colchoneta en el suelo.

El paciente comenzará de espaldas, para luego volverse de frente. El masajista debe apoyar todo el peso de su cuerpo sobre sus manos, de modo que la presión sea mayor. No se trata de fuerza, sino de presión.

Es importante recordar que hay determinadas zonas del cuerpo que pueden recibir mayor presión que otras. Por ejemplo la zona frontal (abdomen, pecho, zona sacra) es más delicada que la zona posterior del cuerpo (espalda, glúteos y piernas).

El masajista utiliza las palmas de las manos junto con las yemas de los dedos, para dar un masaje circulatorio. La idea es ir tanteando las distintas zonas del paciente, e ir reconociendo dónde hay mayor tensión (para presionar, llevando alivio al masajeado) y dónde no.

Cuando se masajea una parte del cuerpo que se encuentra bloqueada, y se observa que resulta difícil relajarla, es conveniente dirigirse hacia otro sitio para luego volver a trabajar en la zona anterior.

El masaje circulatorio tiene un orden a seguir, que si bien no es obligatorio respetarlo, presenta varias ventajas el seguirlo.

• Paciente boca abajo:
Caderas / Piernas / Pies / Espalda / Hombros / Brazos / Cuello / Cabeza

• Paciente boca arriba:
Caderas / Piernas / Pies / Abdomen / Tórax / Costillas, / Pectorales / Brazos / Cuello / Cara

De todas formas, compartiremos con el lector, sólo algunos de los masajes circulatorios.

Cuello

El masaje en la zona del cuello ayuda a aliviar toda la cabeza y la cara.

Con el paciente recostado boca abajo, apoyando la frente sobre las manos, colocar una mano sobre la nuca y aplicar movimientos de amasado. De esta forma, se comenzará a ablandar la zona. Deslizar luego un dedo pulgar, desde arriba hacia abajo, de modo de separar las vértebras cervicales.

Espalda

Realizando un masaje en la zona de la espalda, se procura aflojar la masa circular de dicha región, y el despegue de los músculos de los huesos.

Con el paciente acostado boca abajo, se comienza apoyando ambas palmas sobre un omóplato y se va ejerciendo presión mientras se dibujan círculos en forma simultánea. Luego, se van desplazando las manos, primero desde el omóplato hacia los hombros y después hacia la cintura.

Realizar lo mismo con el otro omóplato.

Para ayudar a aliviar la espalda, se puede aprovechar y deslizar las manos a lo largo de ambos brazos.

Deslizar las yemas de los dedos por los espacios que hay entre las costillas, en sentido vertical, desde arriba hacia abajo.

Luego, el paciente debe colocar los dorsos de sus manos por debajo de la frente, de modo tal que el terapeuta pueda tomar ambos hombros con sus manos. Amasar suavemente los hombros, mientras los dedos pulgares realizan círculos, en forma simultánea.

Es importante ejercer determinada presión, para ayudar al paciente a aliviar su cuerpo. Los círculos a realizar deben ir recorriendo de a poco los espacios a trabajar, ya que de esta forma se podrá ejercer la presión suficiente. La idea es abarcar espacio, de a poco.

Cuando se observa que hay una zona demasiado bloqueada, se le puede pedir al paciente mientras se trabaja en dicha zona, que dirija su atención y respiración hacia el mismo lugar, con el objetivo de ventilarlo.

Zona lumbar

Como esta zona es bastante sensible, no se debe ejercer presión, sino utilizar la técnica del despegue.

Cuando se trabaja y se logra aliviar la zona lumbar, también se consigue alivio en los hombros, la cabeza y el cuello.

Con el paciente recostado boca abajo (con una almohada debajo de su vientre, para mayor comodidad), colocar ambas manos sobre la zona lumbar (los pulgares dirigidos hacia el centro y los cuatro dedos restantes hacia los laterales) e ir insertando los pulgares de forma tal que se puedan despegar los músculos de la zona lumbar, mientras las manos se deslizan hacia arriba y hacia abajo. Este trabajo se realiza en la zona comprendida entre el comienzo de los glúteos y el fin de la caja torácica.

Luego, se puede realizar un barrido con ambas manos, deslizándolas tanto hacia la cabeza como hacia las piernas. Esto ayudará a descargar tensiones y a desbloquear energía trabada.

Con el fin de aliviar más aún la zona lumbar, se puede presionar con suavidad y utilizando las palmas de las manos, toda la región en la que se ha intentado despegar los músculos de los huesos.

Cabeza

El masaje circulatorio en la cabeza ayuda a despegar todo el cuero cabelludo de los huesos, para aliviar toda la zona.

Recorrer toda la superficie del cuero cabelludo, utilizando las yemas de los dedos.

Realizar pequeños círculos en ambos costados de la cabeza, ejerciendo una suave presión. La idea es conseguir que la cabeza vaya aflojándose y se despegue el cuero cabelludo.

Llevar de a poco las yemas hacia la parte superior de la cabeza. En esa zona, estirar los dedos y apoyarlos completamente sobre la cabeza, junto con la palma de la mano. Con toda la mano, seguir dibujando círculos.

Luego, estirar el pelo ejerciendo suaves tirones, que ayudarán a despegar el cuero cabelludo.

Pies

Al masajear el pie, se ayuda a una mejor conexión del paciente con la tierra.

En primer lugar, presionar con las yemas de los dedos la planta del pie, para comenzar a relajarla.

Luego, realizar lo mismo sobre el talón y después, con la yema de los pulgares, dirigirlas hacia los costados con la idea de abrir el espacio. En esta zona, se puede presionar en forma más fuerte.

Deslizar el dedo pulgar, ejerciendo cierta presión, a lo largo de la planta del pie (desde el talón hacia los dedos): primero por el lateral externo, luego por el medio y en tercer lugar por el otro lateral.

Presionar la zona de los metatarsos, al igual que se hizo con el talón.

Para finalizar, realizar pequeños circulitos sobre la planta del pie, empleando las yemas de los dedos.

///

SHIATSU

El shiatsu es un tipo de masaje de origen japonés, que se ejerce casi enteramente con los dedos pulgares.

La palabra shiatsu quiere decir "presión con los dedos", aunque a veces se suelen emplear otras partes del cuerpo, como ser la palma extendida, los codos, antebrazos, rodillas o pies.

El objetivo principal de esta técnica es restaurar el equilibrio físico y energético de la persona. El shiatsu beneficia tanto al cuerpo como a la mente.

Esta técnica se basa en el principio "ki", que quiere decir energía en japonés, o "chi", en chino. Esta energía es una fuerza vital que nos mueve. Dicha energía circula por los distintos meridianos (canales de energía) del cuerpo, sobre los que están localizados los "tsubo" (puntos específicos), y es sobre dichos puntos que se aplica el shiatsu, la presión.

La idea es abrir los canales de energía, para que la misma pueda fluir libremente por todo el cuerpo, balanceando los bloqueos y desarmonías energéticas.

Si la energía no puede moverse con entera fluidez, puede causar enfermedades tanto físicas como emocionales (tensión muscular, dolores musculares, fatiga, estrés mental y emocional).

La idea del shiatsu es buscar las causas, además de trabajar sobre los síntomas.

Según la medicina oriental, esta técnica de masaje es totalmente preventiva, ya que si la energía fluye libremente, no hay enfermedad.

Los terapeutas son las personas indicadas para suministrar el tratamiento, ya que ellos son los que conocen los puntos tsubos y los meridianos.

Además de ser preventiva, posee otros beneficios y efectos terapéuticos:

• Promover la relajación del sistema nervioso autónomo, al regular su actividad.

• Fortalecer el tejido óseo.

• Mejorar la circulación sanguínea y linfática y, por ende, vitalizar la piel.

• Promover la liberación de toxinas.

• Mejorar el tono muscular.

• Corregir la postura corporal.

• Estimular la autorregulación corporal, activando el sistema de autocuración y auto equilibrio, previniendo la aparición de diversas enfermedades.

• Ayudar en las terapias para tratar diversos desórdenes, como ser: nerviosismo, estrés, insomnio, migrañas, trastornos gastrointestinales, respiratorios, urogenitales, circulatorios, etc.

Una sesión de shiatsu

Son el terapeuta y el paciente quienes deciden, de común acuerdo, la duración y el ritmo del tratamiento.

Es conveniente, en general, que una sesión de shiatsu dure una hora. Los beneficios que aporta, suelen ser perceptibles de inmediato.

A largo plazo, el shiatsu ayuda a combatir y erradicar patrones mentales o emocionales que bloquean un fluir armónico de la energía, creando síntomas de malestar o enfermedades.

Antes de comenzar una sesión de shiatsu, es conveniente que el terapeuta y el paciente se conozcan bien y tengan suficiente confianza entre sí.

La sesión de shiatsu se realiza en el piso, sobre una colchoneta gruesa, para trabajar mejor. Como lo que se realiza es presionar puntos y estirar y rotar miembros del cuerpo, es más práctico efectuar los masajes en el piso.

Se comienza la sesión con el paciente boca abajo, con los brazos a los costados, y se trabaja con la espalda, luego las caderas, la parte posterior de las piernas, los pies, y se vuelve a la cabeza, para trabajar en la parte posterior de los hombros. Luego, el paciente se coloca boca arriba, y se comienza por los hombros, el cuello, la cabeza, la cara, los brazos, las manos y el abdomen. Luego, se trabaja en la parte delantera de las piernas.

Maniobras del shiatsu

En esta técnica, las maniobras que se realizan son la presión digital, estiramientos y desplazamientos.

Es muy importante, para efectuar dichas maniobras, que el terapeuta tenga una postura correcta. Para realizar las maniobras debe utilizar el peso de su cuerpo, desplazando el mismo hacia sus manos, y moviéndose desde el centro de su cuerpo (hara).

Con el fin de poder desplazar el peso hacia las manos y apoyarse sobre el cuerpo, el terapeuta debe tener las rodillas apoyadas en el suelo, a 20 cm. de distancia del paciente.

Presión con los pulgares: para ejercer presión sobre el cuerpo del paciente, se utiliza la yema de los dedos, no las puntas. El dedo pulgar debe estar estirado, ya que es el que desempeña la acción. El resto de los dedos acompañan, relajados.

Presión con los codos: los codos se utilizan para presionar sobre grandes masas musculares, por ejemplo en los dorsales.

Utilizando los codos, se puede conseguir una presión mayor, y para que ésto resulte efectivo, el ángulo formado entre el brazo y el antebrazo debe estar abierto.

Presión con los talones de las manos: se consigue una presión menos precisa que con los pulgares, y se utiliza (como con los codos) en zonas de grandes masas musculares.

Estiramientos: para realizar el estiramiento, se cruzan los brazos, se apoyan las palmas de las manos en el cuerpo del paciente, y se las dirigen en direcciones opuestas, con la idea de estirar la piel que se halla en el medio.

///

REFLEXOLOGÍA

La reflexología intenta recuperar el equilibrio del cuerpo, la mente y el alma, por medio de una técnica basada en el diagnóstico y tratamiento de dolencias, a través de la presión y el masaje en ciertos puntos reflejos del cuerpo.

El gran objetivo de esta técnica antigua, es el de establecer el balance natural de la energía y funcionalidad armónica de todo el organismo, ya que cree que cada afección es considerada como una condición de desequilibrio en el trío cuerpo-alma-mente de cada ser humano.

El principio es realmente simple; para cada órgano importante o músculo en el tronco o la cabeza, existe una zona correspondiente en uno o en ambos pies. Por lo tanto, para reestablecer la armonía y tratar la dolencia de determinada parte del cuerpo, se masajea la zona que está conectada a ella.

Dicho de otro modo, la reflexología tiene su base en el conocimiento de la localización de una serie de zonas que se manipulan para, mediante una reacción refleja, restaurar las corrientes energéticas linfáticas y sanguíneas y liberar mediante el masaje, una serie de impulsos eléctricos que activan y vitalizan el tono de los órganos sobre los que tienen influencia.

Esta técnica permite curar casi todos los padecimientos que aquejan al ser humano de forma natural, sin ningún tipo de riesgo o efecto colateral secundario. Es un método simple y efectivo de curación natural La reflexología no utiliza ningún tipo de medicación, simplemente se trata de dar un masaje específico en la zona correspondiente del cuerpo.

En esta técnica, los masajes actúan como disparadores de un efecto tranquilizante, que aumenta el flujo sanguíneo y permite obtener un beneficio global para el cuerpo.

Los terapeutas son las personas indicadas para suministrar el tratamiento, ya que ellos son los que conocen los puntos reflexológicos.

Importante: Es importante conocer que existen ciertas afecciones en las que la reflexología resulta inapropiada, por ejemplo, diabetes, algunos padecimientos cardíacos, osteoporosis, padecimientos de la tiroides y flebitis (inflamación de las venas). Tampoco es recomendable para mujeres embarazadas y personas que padecen artritis en los pies.

Mapas reflexológicos

El terapeuta ejerce presión en puntos específicos de los pies, que son la representación de las zonas del organismo que están afectadas en el paciente. Como dijimos anteriormente, la teoría de la "zona" anota la relación entre los órganos y glándulas del cuerpo y los pies.

Según esta teoría, el cuerpo esta dividido en diez "zonas" que van en sentido longitudinal de la cabeza a los pies.

Estas líneas permiten orientarse, para delimitar las zonas reflejas. Sin embargo, no hay que tomarlas como algo exacto, sino a modo de ayuda.

Si se trata una afección que se encuentra, por ejemplo, en el lado derecho, se debe aplicar la terapia en ambos pies, no sólo en el derecho, ya que se puede dar el caso de que la afección se refleje en el pie contrario. Esto se puede comprobar en la sesión, en las zonas sintomáticas, presionando los dos pies a la vez, para comprobar en cuál se refleja mejor.

Para utilizar de guía, compartimos con el lector, puntos básicos para tener en cuenta:

• El pie derecho corresponde al lado derecho del cuerpo (riñón derecho, hombro derecho, ojo derecho, etc.) y el pie izquierdo corresponde al lado izquierdo del cuerpo.

• La planta del pie está dividida en zonas horizontales, que el profesional en reflexología considera como la imagen "en espejo" de todo el cuerpo.

• En el dorso del pie se refleja la cara anterior del cuerpo.

• En la planta del pie, se refleja la parte posterior del cuerpo.

• La cabeza y el cuello se reflejan en los dedos de los pies (falanges), especialmente en el dedo gordo.

• El tórax se refleja en la zona del metatarso.

• El abdomen y la pelvis se reflejan en los huesos del tarso.

A continuación, les ofrecemos un mapa reflexológico podálico (de los pies), donde usted podrá localizar los puntos reflejos exactos.

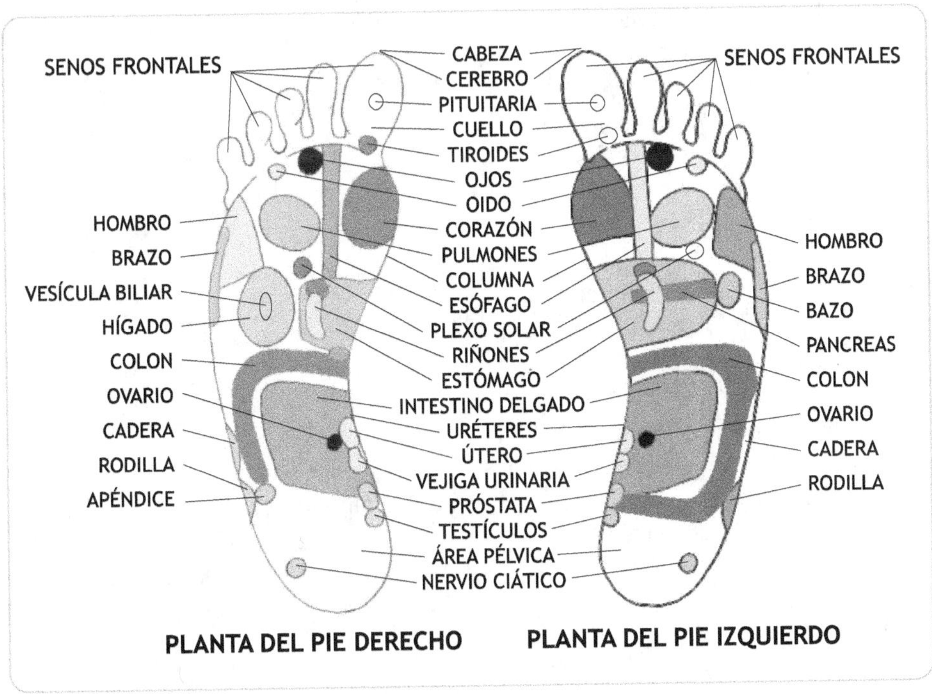

• Zonas reflejadas del pie derecho (zona plantar)

1. Cabeza (cerebro)
   Hemisferio izquierdo
2. Riñón derecho
3. Uréter derecho
4. Vejiga
5. Duodeno
6. Páncreas
7. Hígado
8. Vesícula biliar
9. Intestino delgado
10. Apéndice vermicular
11. Estómago
12. Colon ascendente
13. Colon transverso
14. Sien izquierda
15. Senos nasales
    (parte izquierda)
16. Válvula ileocecal
17. Nuca
18. Plexo solar
19. Tiroides
20. Hipófisis o pituitaria
21. Suprarrenal derecha
22. Paratiroides
23. Glándulas genitales derechas
24. (ovario o testículo)
25. Pulmón derecho, bronquios
26. Ojo izquierdo
27. Oreja izquierda
28. Hombro derecho

29. Rodilla derecha
30. Trapecio derecho
    Tronco cerebral
    (bulbo raquídeo, cerebelo)

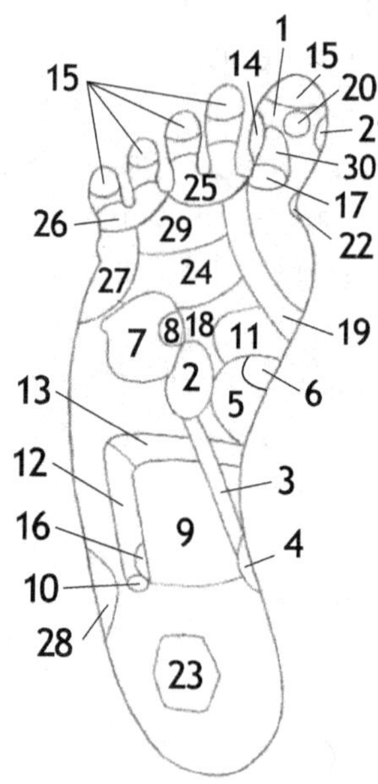

● Zonas reflejadas del pie izquierdo (zona plantar)

1. Cabeza (cerebro)
   Hemisferio derecho
2. Riñón izquierdo
3. Uréter izquierdo
4. Vejiga
5. Duodeno
6. Páncreas
7. Intestino delgado
8. Estómago
9. Colon transverso
10. Colon descendente
11. Recto
12/13. Corazón
14. Sien derecha
15. Senos nasales (parte derecha)
16. Nuca
17. Plexo solar
18. Tiroides
19. Bazo
20. Hipófisis o pituitaria
21. Suprarrenal izquierda
22. Paratiroides
23. Glándulas genitales izquierdas
    (ovario o testículo)
24. Pulmón izquierdo, bronquios
25. Ojo derecho
26. Oreja derecha
27. Hombro izquierdo
28. Rodilla izquierda
29. Trapecio izquierdo
30. Tronco cerebral

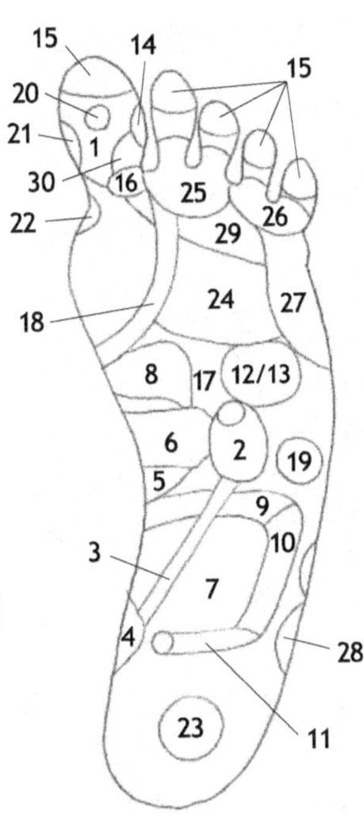

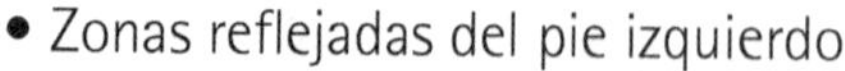

• Zonas reflejadas del pie izquierdo

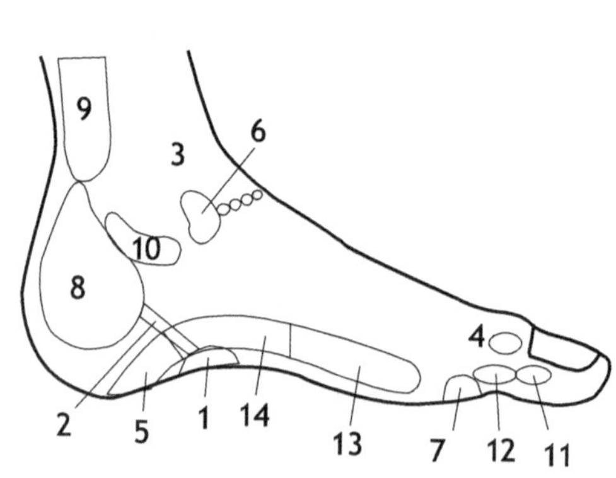

1. Vejiga
2. Pene, vagina
3. Trompa de Falopio
4. Amígdalas
5. Sacro y coxis
6. Glándulas linfáticas, abdomen
7. Paratiroides
8. Útero (matriz) o próstata
9. Recto, hemorroides
10. Articulación de la cadera
11. Nariz
12. Columna cervical
13. Columna dorsal
14. Columna lumbar

Beneficios de la reflexología

La reflexología se utiliza en infinidad de casos y resulta especialmente efectiva aliviando dolores (de espalda, cabeza y dientes), en tratamientos de desórdenes digestivos, estrés y tensión, resfriados y gripes, asma, artritis, entre otras.

Por medio de la reflexología, es posible además, predecir enfermedades potenciales y hasta dar terapia preventiva o sugerir la atención de un especialista.

La reflexología reduce la tensión, activa la circulación sanguínea y linfática y restablece el funcionamiento orgánico y hormonal. El masaje de reflexología dispara un efecto tranquilizante, proporcionando alivio a los músculos y a los nervios. La presión que ejerce un dedo sobre un punto determinado (terminación nerviosa) puede crear una sensación en cualquier otra parte del cuerpo, indicando la conexión entre dos puntos.

Esta es la base de la reflexología, en ocasiones puede suceder que el dolor no sea mitigado de inmediato, entonces se debe prolongar el masaje por más tiempo para poder obtener resultados benéficos.

El masaje zonal resulta beneficioso para personas de todas las edades, desde el niño muy pequeño hasta el anciano. Para el caso de los niños será suficiente con un ligero frotamiento de la planta del pie. Los niños de edad más avanzada requieren un masaje más ligero que los adultos.

A modo de síntesis, nombramos algunos de los beneficios que se obtienen por medio de la reflexología:

• Reducir el estrés, produciendo una relajación profunda.

• Mejorar la circulación sanguínea, facilitando el transporte de oxígeno y nutrientes a las células.

• Ayudar en la limpieza de toxinas e impurezas, contribuyendo a eliminarlas. De esta forma, se evita que pasen a las células.

• Ayudar al equilibrio de los distintos sistemas del organismo. Todos los elementos de nuestro cuerpo contribuyen de forma sinérgica para su buen funcionamiento.

• Eliminar bloqueos existentes, revitalizando la energía.

• Estimular el sistema inmunológico, previniendo así la aparición de enfermedades y recaídas.

Mejorar la calidad de vida en procesos crónicos y terminales.

///

MASAJE HOLÍSTICO

El masaje holístico, también llamado intuitivo o sensitivo, se basa en la eficacia del tacto y la conciencia sensorial. Quien ofrece un masaje holístico realiza maniobras suaves, con el propósito no de curar, sino de otorgar bienestar y distensión.

Este tipo de masaje moviliza la masa muscular, intentando brindar una tonicidad óptima.

El masaje sensitivo combina en sus formas, aspectos occidentales que se basan en el trabajo muscular y circulatorio, y aspectos orientales basados en centros nerviosos y flujo de energía.

Para dar este tipo de masajes, es muy importante que el terapeuta se guíe mucho por su intuición, que se encuentre en un estado de contacto con uno mismo tanto como con el otro, y que pueda ser buen transmisor de energía positiva, así como de seguridad y reconocimiento hacia la persona que recibe el masaje.

De esta forma, un masaje sensitivo será realmente eficaz, siendo aprovechado tanto por el paciente como por el terapeuta.

El terapeuta de este tipo de masajes debe dejar que sus manos se deslicen con fluidez, que se expandan, que exploren y distingan sensaciones.

Este tipo de masaje toma al ser humano como integridad, en el que los aspectos mental, físico, emocional y social son sólo uno. Y utiliza como herramientas de suma importancia la creatividad y la intuición (junto a los conocimientos teóricos y técnicos).

El masaje sensitivo puede bien ser una terapia por sí misma, como un rico complemento de cualquier otro tipo de masaje.

Una característica muy importante en este tipo de masaje, es que el contacto físico no puede nunca ser interrumpido a lo largo de la sesión. Esto se debe a que durante este masaje, se logra una relación terapeuta – paciente, en la que hay un constante intercambio de energía, de retroalimentación, que resulta muy beneficioso para esta terapia.

Cuando se atiende a esta no interrupción de contacto, a la respiración fluida del paciente y del terapeuta, al silencio y al ritmo de los masajes, se logra más fácilmente un estado de sensibilidad mayor y una capacidad de percepción más profunda, que ayudan a un aprovechamiento total de la sesión de masajes.

El masaje holístico o sensitivo, aporta grandes beneficios:

• Otorgar un autoconocimiento del esquema corporal.

• Favorecer al aumento de la sensibilidad y percepción interna y externa.

• Generar un estado de bienestar y relajación (por ende ayuda a regular la presión sanguínea, el ritmo cardíaco y disminuir la tensión nerviosa).

• Mejorar la circulación de la sangre.

• Favorecer la creación de endorfinas (hormonas que actúan como analgésicos).

• Desbloquear emociones por medio de la relajación de músculos, aliviando el estrés y la angustia.

Por último, cabe destacar la importancia de la confianza entre el terapeuta y el paciente, para que este tipo de masajes tenga resultados óptimos.

Al igual que en el resto de las terapias, es preciso contar con un lugar amplio, cálido, aireado y libre de interrupciones y ruidos.

El masaje holístico conviene darlo en el suelo, sobre una colchoneta, y de ser posible el paciente estará desnudo o con ropa interior.

El primer contacto del terapeuta con el paciente es muy definitorio del resto de la sesión, ya que debe ser cálido, muy relajado y seguro. El paciente debe sentir la seguridad de ese contacto, el intercambio de energía y la contención que debe ofrecer el terapeuta. Las manos del mismo deben estar completamente relajadas, así como también flexibles sus muñecas. Las manos deben sentir que se adhieren al cuerpo del paciente y se adaptan a sus formas.

La idea es comenzar con movimientos lentos, siguiendo un mismo ritmo y presión. De a poco, y sin cambios bruscos, se pueden ir modificando ritmo y presión, de acuerdo a lo que el terapeuta intuya que es necesario. Quien ofrece el masaje debe ser enteramente receptivo, para poder escuchar los mensajes que devuelve en silencio el paciente.

Movimientos y maniobras generales

Estas maniobras no son efectuadas para ninguna parte del cuerpo en particular, sino que sirven para unir a todas las partes entre sí. La idea es que las mismas sean empleadas con el fin de despertar una mayor sensibilidad y una coordinación mejor.

Rozamiento

Estos movimientos suelen ser amplios, rítmicos, suaves, poco insistentes, que cubren amplias zonas del cuerpo.

Se realizan empleando toda la mano, ejerciendo una presión suave y ligera.

Las palmas de las manos (pueden utilizarse las dos en forma alternada, simultánea o una sola, pero nunca perdiendo el contacto) van adhiriéndose al contorno del cuerpo que masajean.

Este masaje sirve tanto para colocar el aceite, como para pasar de la inmovilidad a la acción, para reactivar la circulación y despertar la sensibilidad.

El masajista, mediante esta maniobra puede ir detectando las zonas más tensas, las zonas en las que hay más circulación de energía, las de más calor o más frío. Esto tiene el objetivo de orientar el masaje posterior.

Presión con deslizamiento

Esta maniobra sería una variante de la primera, pero la acción es más profunda.

Las manos se sitúan al igual que en el rozamiento, pero se realiza una mayor presión, como si se quisiera empujar la piel. En esta maniobra la piel forma un pequeño pliegue delante de las manos. La presión con deslizamiento debe ser lenta, en el sentido de la circulación de retorno de la sangre (hacia el corazón). Con el fin de no perder el contacto, cuando las manos vuelven a su posición inicial, realizarlo con un rozamiento.

Este movimiento es eficaz para la relajación muscular, así como para mejorar la irrigación sanguínea.

Para que esta maniobra sea más efectiva masajeando las extremidades, se pueden colocar las manos en forma de brazalete, de modo que la presión sea mayor. Una mano puede apoyarse sobre la otra para reforzarla.

Tanto este movimiento como el de rozamiento son generales para todo el cuerpo. Sin embargo, pueden ser adaptados modificando la posición de las manos, a cada una de las diferentes zonas. Los movimientos que siguen, son más específicos.

Torsión

En esta maniobra se utilizan las dos manos, también en posición de aro o brazalete, con la idea de ejercer presión girándolas en sentido opuesto, una de la otra.

La torsión se realiza en forma perpendicular al eje de la extremidad a masajear.
Cuando se aplica a una zona amplia, como ser la espalda, cambia por una maniobra que consiste en una ida y vuelta de ambas manos.

Fricción

En esta maniobra se aplastan las zonas a trabajar, prestando mayor atención a los nudos musculares y zonas doloridas que se hayan percibido en las maniobras anteriores.
La fricción puede aplicarse tanto con las yemas de los dedos o sólo con las de los pulgares. Este movimiento, al realizarse particularmente en los huecos que se encuentran alrededor de las articulaciones o de la columna vertebral, puede resultar doloroso. Por lo tanto, debe aplicarse luego de haber masajeado bien la zona con movimientos generales.

Amasamiento

El amasamiento se realiza mediante una presión más profunda, tomando toda la masa muscular y amasándola con un movimiento alternativo con las dos manos.
Esta maniobra se realiza sobre músculos, y favorece la eliminación de toxinas, despegando las diferentes capas del cuerpo.

Una sesión de masaje holístico

Con el paciente recostado boca abajo, comenzar a contactarse con el mismo, colocando las manos en la parte superior de la espalda, mientras se toma conciencia sobre la propia respiración y la del paciente.

Por medio de una maniobra general, aplicar aceite y comenzar a masajear por rozamiento a lo largo de toda la espalda, sin ejercer presión alguna, deslizando las palmas de las manos de acuerdo a la intuición (recordar la importancia de la misma).

Realizar movimientos regulares y armoniosos, sin despegar las manos del cuerpo del paciente.

Llevar las manos luego a los miembros, recorriéndolos en el sentido del eje de los mismos.

Colocar luego las manos en forma de brazalete o aro, y recorrer las extremidades, ejerciendo una mayor presión. Hacerlo en el sentido del torrente sanguíneo de retorno hacia el corazón.

Por medio de esta maniobra, ir detectando las tensiones, en las que luego hay que detenerse, aplicando las diferentes maniobras específicas.

La idea es comenzar por la espalda (en su totalidad), luego el cuello y por último, las extremidades.

Recordar que no se debe presionar sobre la columna vertebral y dejarse guiar siempre por la percepción y la sensibilidad.

///

AUTOMASAJE

El automasaje es una técnica de masaje terapéutico. Permite al paciente ser su propio terapeuta, conectarse con su cuerpo, reordenar su energía vital y armonizar su fluidez.

El automasaje es un instrumento con el que cuenta toda persona, siendo utilizado tanto para la recuperación como para la mejoría de la salud. La idea es mantener el contacto y mejorar el conocimiento del propio cuerpo.

Existe un punto de desventaja en este tipo de terapia, y es que el individuo no puede llegar completamente a relajarse. Esto se debe a que, mientras una parte tiende a aflojarse, otra conserva la tensión. Por otro lado, la atención de la persona suele estar dividida: cuando una parte de la mente debe estar conectada a las manos que imparten el masaje, la otra parte debe atender la zona que recibe dicho masaje y que procura distenderse.

A pesar de estas desventajas, se puede aprovechar mucho de los aspectos positivos del automasaje. Para eso, es necesario tener una actitud de apertura y realizar los ejercicios no sólo con eficacia, sino con entera conciencia de lo que se está haciendo, intentando estar receptivo a cada una de las sensaciones que provocan los masajes.

Mantener una sana relación física con uno mismo siempre resulta favorable y enriquecedor, trayendo aparejadas grandes compensaciones psicológicas.

Este tipo de masaje consiste en realizar una serie de ejercicios, respiraciones, martilleos y fricciones, sobre las distintas partes del cuerpo. Para realizar esta terapia, lo ideal es llevarla a cabo diariamente, siendo óptimo el momento de la mañana.

El automasaje tiene un orden a seguir, que parte de los miembros superiores (mano izquierda, mano derecha), continúa con la cabeza, luego el tórax, los miembros inferiores (pie derecho, pie izquierdo), la pelvis y el centro vital del cuerpo, denominado hara.

Para realizar este masaje, es conveniente contar con un tiempo (aproximadamente de una hora) y un espacio tranquilo y libre de interrupciones. Es beneficioso que el lugar sea luminoso, aireado y amplio.

Al igual que en cualquier tipo de masaje, antes de comenzar, hay que retirarse todas las joyas, como ser anillos o collares.

Para realizar el automasaje es conveniente tener las manos y los dedos enteramente relajados, siendo el pulgar el dedo que más trabaja.

Se ejercerá presión con la yema de los dedos, tratando de transmitir energía a cada una de las zonas a tratar. La intensidad con la que se presione, dependerá de la sensibilidad de cada punto. Sin embargo la idea no es sentir dolor, sino una ligera molestia. La presión debe durar entre 4 a 5 segundos, y las fricciones o percusiones deben ser vigorosas.

Para evitar un cansancio innecesario al terminar con una sesión de automasaje, es importante gastar la energía indispensable en cada movimiento y ejercicio, ni más ni menos. Esto se logra sólo con el tiempo, la práctica y el registro conciente de cada trabajo.

Ejercicios básicos

Antes de comenzar, es importante detenerse en la respiración, intentando que la misma sea lo más completa posible (es decir: baja, abdominal y torácica). Esto se logra intentando llevar el aire que se inspira a las tres zonas mencionadas del cuerpo, en forma conciente.

También es importante hacer coincidir la espiración con las presiones, y las inspiraciones con el momento de dejar de presionar.

Brazos y manos

Intentar formar un tubo, uniendo el dedo índice y el pulgar de una mano. Masajear con dicho tubo a la mano contraria, ejerciendo cierta presión y fricción, en forma simultánea. Repetir tres veces este movimiento.

Luego, presionar con toda la palma de una mano el brazo, el antebrazo y la mano opuesta. Realizar tres veces y repetir del otro lado.

A continuación, frotar la muñeca izquierda con la mano derecha, subir por la parte externa del brazo, sin dejar de friccionar, y dirigirse hacia el hombro. Descender por el lado interno del brazo. Repetir tres veces y realizar con el otro brazo.

Dirigirse luego a los dedos de una mano, y presionar los costados de cada dedo con una pinza hecha con el índice y el pulgar de la otra mano. Tirar de cada dedo. Repetir tres veces y realizar con la otra mano.

Cabeza y cara

Comenzando por el cuero cabelludo, friccionarlo completamente con la yema de los dedos, como si uno se aplicara shampoo. Repetir varias veces.

Luego, con los tres dedos centrales de cada mano, masajear la frente, desde el centro hacia los laterales, como si se pretendiera estirar la piel.

Masajear las orejas, frotándolas con todos los dedos.

Con los dedos medios, realizar masajes circulares en ambas sienes. Primero hacer los círculos en un sentido y luego, en el opuesto.

Colocar la yema de los dedos sobre cada uno de los ojos (cerrados), y presionar durante unos 15 segundos.
Frotar toda la nariz, desde el nacimiento entre los ojos hacia los orificios nasales, utilizando los dos dedos índices.
Para finalizar, realizar pequeños golpecitos utilizando todos los dedos de las manos, sobre todo el rostro. Repetir tres veces.

Cuello y nuca

Con todos los dedos, realizar pellizcos sobre ambos costados de la nuca.
Luego, colocar la mano derecha sobre el costado izquierdo del cuello (pasándola por delante del cuello y llevándola hacia la parte más posterior de la cervical), y presionar deslizando toda la mano desde la parte central de la columna hacia delante. De esta forma se rodea todo el cuello, mientras que la cabeza es llevada hacia el costado opuesto. Repetir del otro lado.
Para finalizar, realizar círculos lentos con la cabeza, hacia un lado y el otro, de modo que la cabeza quede prácticamente colgando, en todo punto por el que pasa.

Cintura escapular (hombros) y pecho

Al reflejarse en la zona del pecho, el centro de las emociones, los masajes realizados en la misma, alivian estados de angustia. Por otro lado, ayudan a combatir molestias en el aparato respiratorio.
Sentarse sobre una colchoneta, en una posición cómoda y con la columna erguida.
Colocar las manos sobre los hombros y dibujar pequeños círculos con los codos en el aire. De esta forma, comenzarán a moverse lentamente los hombros.
Aún con las manos sobre los hombros, levantar los codos de modo que las manos toquen las orejas.

Luego, utilizando toda la mano, aplicar grandes pellizcos en el hombro, el trapecio, el deltoides y la base del cuello. Repetir lo mismo, con la otra mano y el hombro contrario.

Para masajear el pecho, presionar con todos los dedos los espacios entre las costillas. Por dichos espacios, deslizar todos los dedos, desde el esternón hacia fuera.

Con el puño medio cerrado, friccionar el pecho en la zona superior, y sobre las costillas, en sentido vertical.

Para finalizar, darse pequeños golpecitos con las yemas de los dedos, por todo el pecho.

Pies

Tomar un pie por la planta con ambas manos, e intentar torcerlo hacia arriba. Hacer lo mismo, pero hacia abajo. Repetir con el otro pie.

Luego, realizar fricciones en el pie con toda la mano, a modo de caricia primero, y con mayor vigor, después.

Pasar a un masaje en toda la zona dorsal de un pie, utilizando los dos pulgares. Luego, deslizar los pulgares, por los espacios entre los metatarsos.

Tomar uno por uno todos los dedos (con una pinza hecha con el dedo índice y pulgar), y estirarlos hacia fuera. Luego, presionar la zona de los costados de cada dedo.

Para masajear la planta de los pies, colocar primero el pie derecho sobre el muslo izquierdo. Realizar pequeños círculos con el dedo pulgar sobre la planta del pie, desde el talón hacia los dedos.

Luego, hacer lo mismo, pero realizando los círculos con ambos pulgares.

Repetir la operación, con el otro pie.

Con el fin de fortalecer los huesos, estimulando la zona refleja de las células óseas, golpear el suelo con los talones. Repetir luego, con el otro pie.

Piernas

Tomar con toda la mano la rótula, y ayudarla a desplazarse en todas las direcciones (a los lados, describiendo círculos, hacia arriba y hacia abajo).

Luego, sentarse en el suelo y flexionar la pierna, de modo de tenerla al alcance de la mano. Ubicar el canal que se encuentra a lo largo de la tibia, desde el lado interno del tobillo hasta la rodilla, siguiendo la línea media de la cara interna de la pierna. Ejercer presión sobre dicha línea, empleando para ello los pulgares.

Luego, tomando con toda la mano la parte posterior de la pierna, presionar en forma uniforme, desde el tendón de Aquiles hacia la rodilla, pasando por la pantorrilla.

Repetir la misma operación con la otra pierna.

Para masajear la parte superior de la pierna, aún sentada sobre el suelo, dejar caer la rodilla hacia un costado. De esta forma, debería quedar a la vista la cara interna del muslo. Presionar con el pulgar la línea media de la cara interna del muslo, desde arriba hacia la rodilla.

Luego, hacer lo mismo, pero en la línea externa del muslo, desde la cadera hasta la rodilla. Repetir tres veces y luego, realizar con la otra pierna.

Para finalizar, masajear con la ayuda de un aceite toda la pierna, levantándola y deslizando la mano desde los talones hacia las caderas.

Cintura y abdomen

El automasaje en la zona abdominal ayuda a mejorar y activar el funcionamiento de los órganos del aparato digestivo. Por lo tanto, se recomienda en casos de problemas de digestión y constipación.

En primer lugar y colocando la mano derecha sobre el ombligo, y por encima de ésta, la izquierda, efectuar círculos (en el sentido de las agujas del reloj). Lentamente, aumentar el diámetro de los círculos. Luego, realizarlos en el sentido contrario.

Colocar todos los dedos por debajo de las costillas (en sentido vertical), y ejercer una presión masajeando: por el lado izquierdo el estómago y por el derecho, el hígado.

Luego, con los puños casi cerrados, friccionar la región lumbar, desde arriba hacia abajo. En la misma zona, realizar golpecitos vigorosos. Realizar lo mismo sobre los huesos posteriores de la pelvis, el sacro y las caderas.

Realizar presiones cortas sobre los bordes del sacro, utilizando los pulgares.

Espalda

Utilizando espaldares (alguna barra para colgarse), sujetarse de la misma con las manos y dejarse suspender. La idea es que el cuerpo esté completamente relajado, salvo las manos.

Luego, sentarse y levantar las manos hasta donde se pueda, de modo de estirar la espalda en forma completa.

Para finalizar, y con la ayuda de una pelota de goma, recostarse apoyando la espalda sobre la misma, y realizar suaves movimientos. También se puede utilizar, en este caso, rodillos.

///

MASAJE PARA BEBÉS

Un buen masaje, lindos mimos, caricias y besos, son sensaciones agradables que quedarán en la memoria sensitiva y emocional de los bebés, de por vida.

Es por eso que en una sesión de masajes para bebés, se tiende a aprovechar las caricias y los mimos, ayudando a la vez a la relajación general y al alivio de dolores y molestias.

No está de más aclarar que para ofrecer a un bebé, lindos y sentidos masajes, no es necesario ser un terapeuta entendido en el tema. Lo ideal es que quien realice los masajes sea tanto el padre como la madre del bebé. De esta forma, ambos se regalarán un momento perfecto de entendimiento, amor y comunicación no verbal, en el que se fortalecerán y enriquecerán los vínculos afectivos entre papás - bebés.

Así como el resto de los masajes, el masaje en bebés tiene grandes beneficios:

- Favorecer a un estado receptivo del bebé.
- Aliviar el trauma del parto, ya que el bebé pasa de un estado de suma tranquilidad y cobijo, a otro de sensaciones totalmente nuevas.
- Estimular la confianza bebé - papás.
- Al realizar el masaje en forma constante, el bebé mejora su calidad de sueño.
- En casos de bebés prematuros, la práctica constante de masajes, favorece una más pronta formación y aumento de defensas.
- Favorecer a una mejor habilidad en cuanto al desarrollo locomotor posterior. Aliviar las molestias estomacales (gases y constipación), cuando los masajes son aplicados sobre la zona ventral.
- Relajar todos los grupos musculares.

• Activar las glándulas sebáceas del bebé, mejorando el estado general de su piel.

A partir de la primera semana de nacimiento, ya se puede frotar con total suavidad, toda la piel del bebé con aceite de almendra o coco. Este "ritual" puede realizarse todos los días, en algún momento lejano a la comida.

Cuando un bebé recibe masajes, no siempre está tranquilo. Puede estar inquieto y hasta llorar. Sin embargo, ésto no es motivo de alarma. Con el tiempo, se acostumbrará a las caricias de la madre o el padre, y ellos adquirirán mayor seguridad y confianza al realizar el masaje, lo que le dará mayor tranquilidad al bebé.

Una sesión de masajes

Como en cualquier otra sesión de masajes, es sumamente importante el confort de la sala donde se realizará el mismo. El lugar debe estar cálido y agradable, de modo que tanto el bebé como la madre o el padre, se sientan cómodos y a gusto. Los bebés suelen necesitar mayor calor que los adultos.

Lo ideal es que el adulto se siente en el piso, sobre una colchoneta o frazada, con la espalda apoyada en una pared, y recostar al bebé sobre las piernas del mismo. El bebé debe estar acostado boca arriba, de forma tal, que sus pies estén cerca de la madre. Para que la sesión no tenga interrupciones, es conveniente que la madre posea ropa cómoda, y haya debajo del cuerpo del bebé, a la altura de la cintura, una toalla. Esto será necesario por si el bebé vacía su vejiga durante el masaje (que resulta ser muy frecuente, cuando se le aplican masajes).

También es indispensable contar con una toalla o manta cerca, para cubrir al bebé luego del masaje, ya que la temperatura corporal suele descender.

El masaje, en general, debe ser suave, casi con caricias, utilizando en algunos casos (zonas delicadas, como la parte anterior del cuello o la cabeza) las yemas de los dedos, y en otros casos (zonas más amplias, como la espalda o el estómago), las palmas de las manos.

Antes de comenzar el masaje, la madre debe untarse las manos con el aceite y frotarlas entre sí, de modo que se entibien.

Comenzar aplicando el aceite sobre el pecho del bebé, separando las manos hacia los hombros, como si quisiéramos abrir el pecho. Luego, con las yemas de los dedos, bajar acariciándole el cuerpo, hasta la zona del bajo vientre.

- **Brazos.** Realizar los masajes primero en un brazo, y luego en el otro.

Tomar la mano del bebé y darle un masaje con las palmas de las manos, deslizándolas con suavidad, desde las axilas hasta las manos.

Luego, realizar un aro con el dedo índice y pulgar, en torno al bracito del bebé. Tomar con la otra mano, una mano del bebé y sujetarla levantándole el brazo correspondiente. Deslizar dicho aro desde los hombros hasta las muñecas y, una vez en las mismas, detener el movimiento y practicar movimientos giratorios. Volver a subir hacia los hombros, efectuando movimientos de torsión, como si se quisiera atornillar el brazo del bebé.

Al finalizar con los dos bracitos, tomar al bebé de las dos muñecas, y cruzarle las manos una tras otra, y separarlas. Repetir este movimiento, dos o tres veces.

- **Manos.** Luego de masajear los dos brazos, realizar pequeños masajes con la palma de la mano, desde el talón de la mano del bebé hacia los dedos.

Masajear cada dedo, estirándolo con suavidad. Luego, llevar la punta de cada dedo (uno por uno) hacia el centro de la palma de la mano.

Realizar con la otra mano.

• **Abdomen.** Los masajes realizados en la zona del abdomen, alivian en gran forma las molestias y dolores que provocan los gases.

Con las palmas de las manos, masajear desde la altura de los hombros hacia el abdomen. Luego, deslizar las manos desde el esternón hacia la zona del pubis.

Acariciar el vientre, moviendo las manos en forma circular en el sentido de las agujas del reloj, comenzando debajo de las costillas. Para finalizar, deslizar los pulgares por debajo del abdomen, dirigiéndolos hacia las caderas.

• **Piernas.** Al igual que con los bracitos, formar un aro con el dedo índice y pulgar, y rodear con él una de las piernas. Sujetando con la otra mano, el pie del bebé, deslizar el aro desde la cadera hacia el pie. Ascender, retorciendo con suavidad la pierna. Repetir esta operación, dos o tres veces. Luego, masajear el tobillo.

Para finalizar, tomar un pie y sacudir suavemente la pierna.

Realizar todo el procedimiento con la otra piernita.

• **Pies.** Al igual que en un adulto, el masaje realizado en la planta de los pies, es sumamente relajante.

Masajear la zona de los pies es útil también, para ayudar a aliviar el dolor de estómago.

Se pueden ejecutar diversas maniobras: primero, masajear todo el dorso y la planta del pie, con los pulgares. Luego, presionar cada uno de los deditos, recorrer la planta y volver a los dedos.

Para finalizar, tomar la mano izquierda del bebé y juntarla con su pie derecho. Esta maniobra se denomina "gesto cruzado", y resulta un buen ejercicio de coordinación. Luego, efectuarlo con la mano derecha y el pie izquierdo.

• **Espalda**. Para realizar masajes en la zona de la espalda, es necesario colocar al bebé boca abajo, en sentido transversal a las piernas de la madre. Esto otorga mayor comodidad a quien ofrece el masaje.

En primer lugar, recorrer toda la espalda con las manos, aplicando movimientos largos y lentos. Dirigirse desde la cabeza hacia las piernas, siempre en una misma dirección. Luego, hacer lo mismo, pero desde un costado del bebé hacia el otro, como si se lo estuviera amasando.

Luego, masajear con suavidad los hombros y la espalda, realizando pequeños círculos con las yemas de los dedos.

Finalizar comprimiendo con las manos, ambas nalgas del bebé.

• **Cara.** En este momento, hay que volver a colocar al bebe boca arriba sobre las piernas de la madre y deslizar con suavidad las yemas de los dedos, por sobre toda la cara del bebé.

Luego, masajear la frente, los laterales de la nariz, el mentón, las mejillas y por último, las orejas. Utilizar para estos masajes, los dedos pulgares.

Para finalizar el masaje, realizar movimientos suaves, deslizando las manos a modo de caricia, descendiendo desde la cabeza hacia los dedos de los pies.

Es ideal rematar la sesión de masajes, ofreciéndole al bebé, un cálido baño. El mismo, ayudará a completar la relajación.

///

MASAJE PARA EMBARAZADAS

Durante el embarazo, el cuerpo de la mujer suele experimentar grandes cambios. Algunos pueden resultar estresantes, otros incómodos. Para combatir las molestias de esos cambios, es recomendable un buen masaje.

Es por eso que aclaramos que, durante los nueve meses de embarazo, sí se pueden aplicar masajes.

Sin embargo, es importante puntualizar que está contraindicado en aquellas mujeres que tengan amenaza de aborto (pérdidas de sangre, leves o no).

De todas formas, será el médico obstetra, el que supervise la situación de cada mujer, autorizando o no una terapia de masajes.

El masaje en mujeres embarazadas es una terapia corporal, que tiene en cuenta las necesidades particulares de dicha etapa, favoreciendo el estado general y disminuyendo el cansancio y el estrés.

Los beneficios de un masaje durante la gestación, son:
• Activar la circulación sanguínea.
• Disminuir las molestias de la espalda.
• Aliviar molestias de las zonas sacro ilíacas y lumbares (principalmente durante los últimos 3 meses de embarazo).
• Aliviar várices, reduciéndolas.
• Ayudar a disminuir la ansiedad que acompaña al embarazo.
• Regular movimientos intestinales.
• Favorecer el aumento de energía.

Es importante tener en cuenta que, durante los 9 meses de embarazo, no se aconseja realizar masajes en la zona de los senos.

Durante la sesión de masajes, la paciente debe recostarse sobre la mesa de masajes, de costado, empleando algunas almohadas para tenderse con más comodidad.

A partir del sexto mes de embarazo aproximadamente, recostarse completamente boca arriba puede resultar sumamente incómodo. En esta posición el peso del bebé ejerce un aumento de presión de los vasos sanguíneos, pudiendo reducir la circulación tanto de la mamá como del hijo.

Lo.ideal es que la frecuencia de las sesiones de masajes en mujeres embarazadas sea de una vez por semana a partir del segundo trimestre, y dos veces por semana, durante el tercer trimestre.

La sesión de masajes luego del parto, conviene retomarla transcurrida la conocida "cuarentena". Es conveniente dejar que la matriz cicatrice y vuelva a su posición y tamaño normal, al igual que los intestinos.

Los beneficios en esta etapa, son importantes:

• Recobrar o mejorar la circulación en las piernas, de modo que se deshinchen y se reduzcan las várices en dicha zona.

Ayudar a que la musculatura abdominal vuelva a tonificarse.

Cabe aclarar que las estrías en el abdomen, producidas por la tensión de los tejidos ejercida en los últimos meses de embarazo, no desaparecen a pesar de un buen masaje. Las mismas son cicatrices que no se borran.

La frecuencia de los masajes durante el post parto debe ser de dos a tres veces por semana durante el primer mes, y de dos veces por semana hasta recobrar el aspecto normal.

Cómo realizar un masaje prenatal

En este masaje se deben utilizar las yemas de los dedos o las palmas de las manos. Los movimientos a realizar serán suaves y rítmicos, ejerciéndolos sobre los distintos grupos de músculos.

• **Masajes en la espalda.** En primer lugar, realizar suaves presiones con la palma de la mano, sobre la espalda. Con esta maniobra, dirigirse desde el cuello hasta el final de la espina dorsal. Luego, realizar movimientos circulares, también suaves, sobre la base de la espina dorsal.

Para finalizar, presionar profundamente con la yema de los dedos, en los costados de la región sacra.

• Masaje perineal. Este es un masaje sumamente importante en toda mujer embarazada.

El hecho de realizar un entrenamiento del suelo pélvico durante el embarazo, posibilita un buen dominio muscular, así como mayor flexibilidad en dichos músculos.

Aclaramos que el periné es la zona que se encuentra ubicada entre la vagina y el recto, y el hecho de realizar masajes en dicha zona ayuda a que la mujer embarazada reconozca las sensaciones del parto, y también pueda controlar los músculos que se encuentran allí. De esta forma, siempre se estará mejor preparado para el momento del parto.

El masaje perineal prenatal, trae consigo múltiples beneficios, como por ejemplo:

• Fortalecer la piel y el músculo del periné para el momento de distensión, durante el parto.

• Evitar, en muchos casos, la aplicación de la episiotomía, y disminuir posibles desgarros.

• Aumentar la circulación sanguínea en la zona rectal, de modo que si hay un desgarro o episiotomía, la curación posterior sea más rápida.

• Aumentar la circulación sanguínea en la zona rectal, disminuyendo la posibilidad de contraer hemorroides.

• Evitar la incontinencia producida por el peso del bebé sobre la vejiga a lo largo de la gestación, y posterior al parto (cuando la zona queda demasiado relajada).

MASAJES Y AGUA

Las sesiones de masajes dentro del agua (hidromasajes o hidroterapia), resultan ampliamente efectivas para acompañar a otro
tipo de técnica de masajes.

Se llama hidroterapia, a las distintas terapias en las que se utiliza agua. El agua posee un alto valor terapéutico, y convierte a la
hidroterapia en un método económico, eficaz y fácil de aplicar.
Este tipo de tratamiento ofrece una cura tanto para la piel como para el resto del organismo. El agua caliente no sólo abre los
poros de la piel, sino que los dilata, favoreciendo la expulsión de
todos los cuerpos impuros acumulados en el cuerpo. También el
agua caliente activa los vasos sanguíneos y demás vasos del
cuerpo, mejorando la circulación y la acción del metabolismo.
Nada tiene mejor influencia sobre la ventajosa formación de la
sangre que un tratamiento con agua caliente. Luego del mismo,
se aumenta considerablemente el número de corpúsculos rojos
de la sangre. Por consiguiente, este tratamiento además de ser
estimulante, expulsivo, purificante y curativo, es nutritivo y ree-
dificante.

En caso de realizar un masaje con presión, comúnmente se utiliza un chorro de agua aplicado sobre el paciente recostado en
la bañera. El agua debe estar a aproximadamente 36 o 37ºC.
El hidromasaje puede realizarse en forma casera, sin la necesi-
dad de contar con bañeras especiales para tal fin (que seguramente harán a la terapia más cómoda). Se puede provocar un
chorro de agua con una manguera de unos 5 mm de diámetro.
Hay diferentes afecciones, en las que un buen masaje con agua,
resulta altamente estimulante:

• **Estreñimiento:** en estos casos, lo aconsejable es que el paciente se sumerja en una bañera de agua templada y se masajee el abdomen con movimientos circulares en el sentido de las agujas del reloj (partiendo desde la zona de la vejiga hacia la derecha, luego hacia el arco costal, hacia la izquierda y de nuevo a la zona de la vejiga).

Realizar dicho masaje durante 10 minutos aproximadamente, una vez por día hasta normalizar la función intestinal.

En estos casos, siempre es conveniente acompañar la terapia con una buena dieta, revisada por un nutricionista.

• **Celulitis:** La hidroterapia es un remedio casero muy útil en el caso de la celulitis. Aunque no resuelve la obesidad, sí actúa contra la acumulación de grasas.

Lo ideal es realizar baños alternados de agua caliente y fría durante quince minutos en las piernas (o en todo el cuerpo) para estimular la circulación.

En casos de dolor en las piernas o hinchazón en los tobillos, luego de jornadas laborales agotadoras, estos baños aportan una gratificante relajación.

La terapia puede complementarse introduciendo las piernas en agua con sal yodada.

También estas terapias son útiles, en el caso de tener várices.

• **Impotencia masculina:** Es conocido desde tiempos antiguos la eficacia de un buen masaje por chorro en la zona perineal (situada entre el ano y el pubis), en casos de impotencia masculina.

En estos casos, la terapia se efectúa sin bañera, con chorro y el paciente colocado de pie, con las piernas abiertas.

Diversas terapias con agua

Ofrecemos diversas opciones de aplicar la hidroterapia, pero aconsejamos antes de decidirse por alguna, consultar previamente a un especialista.

Baño restaurador alternado caliente y frío

Este tipo de baño ayuda a la función intestinal, eliminando las partículas excrementicias que se acumulan en los intestinos, debido al estreñimiento.

El baño restaurador alternado no sólo ayuda en caso de estreñimiento o estorbos de la digestión, sino también en hinchazones, afecciones de la piel, dolores de cabeza, entre otros.

Realizar el baño restaurador ya sea en una bañera o en un fuentón u otro recipiente, que pueda ser llenado de forma tal que el paciente pueda sentarse en él cómodamente, con el agua cubriendo sus riñones y dejando los pies y las piernas fuera.

Antes de sentarse en dicho recipiente, verter en él agua caliente, a la temperatura que el cuerpo pueda soportar. Si hace frío, pueden cubrirse las piernas, los pies y las partes superiores del cuerpo (que no estén sumergidas en el agua). A medida que el agua vaya enfriándose, verter de a poco más agua caliente.

Comenzar a realizar masajes sobre el intestino grueso, ayudándose por un paño de hilo, lienzo o simplemente un trozo de toalla. La piel irá enrojeciéndose, pero este efecto pronto desaparecerá.

Los masajes se irán haciendo comenzando por la ingle derecha, subiendo hasta llegar debajo de la caja toráxica, pasando transversalmente hasta el costado izquierdo y bajando luego hasta terminar en la ingle izquierda. Repetir dicha operación, varias veces de arriba hacia abajo en el mismo lugar e ir avanzando rápidamente, favoreciendo la evacuación de las sustancias retenidas.

La frotación se aplicará en forma recta, para pasar luego a realizarlas en forma de arco.

La duración de este baño será de 15 a 20 minutos. De todas formas, se tendrá presente la resistencia física en cada caso, ya que deben evitarse enfriamientos perjudiciales para la salud. Es preferible hacer baños de corta duración, aunque se repitan con mayor frecuencia.

Cada 10 ó 15 minutos, deberá mudarse al paciente a otro fuentón previamente preparado con agua fría, permaneciendo en el mismo durante 1 a 3 minutos. En este caso, se deben cuidar que los pies y las piernas (que quedarán fuera del agua) estén bien abrigados por una manta o frazada.

En este último recipiente, se practicarán las fricciones con el paño de hilo, hasta que se cumplan los 3 minutos, volviendo finalmente al agua caliente, repitiendo la operación hasta cumplir con los minutos sugeridos.

El baño restaurador alternado, puede durar aproximadamente una hora.

Baño restaurador frío

Este baño ofrece excelentes resultados, ya que activa los órganos vitales, normalizando la función intestinal, quitando la fiebre interna y descongestionando el cerebro y otras partes del cuerpo. El baño restaurador frío produce alivio y vigor a todo el organismo.

El agua fría, por medio de frotaciones, produce un estímulo y reactivación de los órganos que, por influencia de la mala alimentación y los perjudiciales hábitos de vida, se han ido adormeciendo y debilitando.

Para aplicar este baño, se debe proceder como en el caso anteriormente citado, pero llenando el recipiente con agua lo más fría posible. Se realizarán frotaciones con un paño, en forma de arco. Este tratamiento durará entre 5 y 40 minutos.

Tanto la temperatura del agua como la duración de esta operación, dependerán de la tolerancia y resistencia del paciente.

Si este tratamiento se lleva a cabo en época invernal, se deben evitar perjudiciales enfriamientos. Por lo tanto, es conveniente realizarlos en una habitación abrigada, cubriendo con mantas los pies, las piernas, la espalda y el pecho.

Al finalizar el tratamiento, se puede entrar en calor mediante ejercicios suaves, que ayudarán a reactivar la circulación de la sangre.

Frotación fría con toalla

Este tratamiento promueve la circulación de la sangre, tonifica el sistema nervioso y activa la piel.

Para realizarlo, se toma una toalla y se la moja con agua fría (en época invernal, las personas más débiles, pueden utilizar agua más templada), se la estruja luego y se comienza con las frotaciones.

Se frota primero la pierna derecha, comenzando por el empeine hacia arriba, pasando por una fracción del pecho, hasta el hombro del mismo lado (derecho). Se moja la toalla nuevamente, y se vuelve a comenzar por el mismo lado, pero empezando por el tobillo y se va subiendo por ese costado hasta llegar a la axila, se pasa la toalla por debajo del brazo hasta la palma de la mano y se sube por el reverso de la misma hasta terminar en el hombro. Luego, se repite toda la operación, pero del lado izquierdo del cuerpo.

Después, se realiza la frotación por las partes internas de las piernas, subiendo por el tobillo de la pierna derecha hasta los órganos genitales y de allí, se continúa hasta el tobillo de la otra pierna.

Para finalizar, se moja nuevamente la toalla y se la aplica en la espalda bajándola rápidamente hacia los pies, logrando una reacción pareja en todo el organismo.

Pisar la toalla con ambos pies, y proceder a vestirse de inmediato para evitar enfriamientos.

Se aconseja luego, realizar algunos ejercicios leves, para entrar en calor nuevamente. En épocas invernales, para normalizar la temperatura corporal, también se sugiere meterse en la cama cubierto de frazadas, al finalizar este tratamiento.

Las frotaciones no deben superar los 5 minutos.

Entre cada pasada de la toalla, conviene cambiar el doblez y usar una parte de la misma, no usada anteriormente.

Baño de vapor

Este tipo de baño puede aplicarse tanto general como localmente.

Consiste en una vaporización (vapor húmedo, al que se le pueden agregar algunas plantas o esencias aromáticas), que puede ser efectuada una o dos veces por semana, en épocas no calurosas. El tiempo del baño de vapor puede extenderse hasta los 15 minutos aproximadamente.

Esta terapia ayuda a activar la apertura de los poros cutáneos y aumentar la sudoración. Está indicado en pacientes con bronquitis, artritis, reuma, hipertensión, obesidad o problemas respiratorios.

El baño de vapor es buen complemento para una sesión de masajes, ya que colabora en la relajación.

Sauna

El sauna reside en una sala cerrada, en la cual hay calor seco (por lo que se diferencia del baño de vapor), que produce una intensa sudoración efectiva para varios tratamientos. Recordamos que antes de elegir una de estas terapias, es necesario consultar a un especialista.

Masaje en seco

Para este tipo de masajes se necesita un cepillo áspero que no resulte muy blando, con el que puede realizarse un auto masaje cutáneo. El masaje en seco se asemeja a la frotación con toalla. Puede utilizarse también un guante de masaje de crin.
Este masaje tiene por objetivo calentar e irrigar la piel, friccionando el cepillo o guante sobre la piel ejerciendo una presión moderada.
El masaje en seco puede ayudar a combatir el cansancio, otorgando una sensación de vitalidad y frescor corporal.
Lo aconsejable es realizar durante tres semanas, descansando en la cuarta.
Se comienza masajeando con el cepillo las extremidades, en la dirección hacia el corazón. Empezar con las manos y dirigir la fricción hacia los hombros. Repetir esta operación varias veces y continuar con las piernas. Ir desde los pies hacia las ingles por delante y hacia las caderas y los glúteos por detrás.
Luego, masajear el vientre, con movimientos circulares, en el sentido de las agujas del reloj.
La espalda se masajea desde el centro en la columna vertebral, hacia fuera. Se comienza a la altura del sacro y se va avanzando lentamente.

Toda la sesión no debe durar más de 10 minutos, y terminada la misma es conveniente, al igual que con la frotación con toalla, que el paciente permanezca otros 10 minutos acostado, sin ropa pero bien tapado.

ANATOMÍA

ANATOMÍA

Este capítulo está dirigido particularmente a las personas que desean dedicarse a ofrecer masajes, ya que siempre es necesario poseer cierta información sobre lo que se realiza.

Si bien no profundizaremos detalladamente en la anatomía humana, sí compartiremos con el lector conceptos básicos sobre la formación ósea, muscular y articular del cuerpo.

Hay muchos masajistas experimentados que sostienen que quien ofrece un masaje por primera vez, no necesariamente debe conocer sobre la anatomía humana. Esta afirmación se debe a la idea de que es preferible aprender primero a sintonizar con las propias manos, a conocer mediante ellas, que a saber anatomía sistemática.

Sin embargo, el hecho de poseer ciertos conocimientos sobre el tema, ayudará a saber orientarse en el cuerpo humano y dar un alto grado de confianza al terapeuta, y por ende a su paciente.

Sí resulta importante tener una imagen mental de las estructuras óseas, musculares y articulares, de modo de conocer cómo o dónde están ubicadas, por ejemplo, las masas musculares.

Como dijimos anteriormente, la idea es compartir algunos conocimientos básicos sobre anatomía humana. Por lo tanto, para quien desee profundizar sobre el tema, basta con consultar libros especializados.

El esqueleto

El esqueleto está compuesto por más de 200 huesos. Tiene amplias e importantes funciones, como ser: sostener el peso del cuerpo; proteger a algunos órganos vitales, como ser los pulmones, el corazón y los órganos que componen el sistema nervioso central; y por último, posibilitar el movimiento del cuerpo.

Todos los huesos son húmedos y activos. Poseen una cubierta dura, que recubre una parte porosa, llamada "médula del hueso". Dicha médula necesita ser alimentada en forma constante, y lo consigue mediante la sangre.

Las estrías que suelen observarse en la superficie de algunos huesos, tienen la función de adherir los músculos a los huesos.

Los huesos no tienen sensibilidad. Sin embargo, sí hay sensibilidad en las fundas nerviosas que los recubren, como así también en el tejido conectivo que los une a los músculos.

En el caso de una sesión de masajes, la importancia de los huesos reside en el hecho de que orientan sobre áreas de grupos musculares y áreas de sensibilidad de los nervios.

A continuación, mencionamos algunos de los huesos más importantes del cuerpo humano:

• **Cráneo:** este hueso se sostiene sobre la espina dorsal. Está formado por varios huesos de diferentes tamaños, muy estrechamente ligados entre sí.

• **Espina dorsal:** esta formación ósea consiste en 24 vértebras, extendidas desde la base del cráneo hasta la región lumbar. Las vértebras pueden dividirse en tres zonas: cervicales (cuello), dorsales (parte superior de la espalda) y lumbares. El sacro y el cóccix son dos vértebras separadas, que durante el crecimiento del individuo van uniéndose para formar un solo hueso, alrededor de los 30 años de edad.

• **Esternón:** es un hueso plano, que se encuentra ubicado en la parte central del pecho. A éste se le unen las costillas, en la parte anterior.

- **Clavículas:** son dos huesos alargados, que resaltan en la parte superior del pecho. Se ubican extendidos desde el esternón hasta los hombros.

- **Costillas:** las costillas son doce, y unen por detrás a las doce vértebras torácicas. Por delante, se ubican de la siguiente forma: hay siete que están unidas al esternón; luego tres que también están unidas al esternón, pero por cartílagos muy resistentes; y por último hay dos llamadas "flotantes, ya que sólo se conectan a las vértebras de la espalda.

- **Omóplatos:** también se llaman escápulas y son dos huesos de forma muy particular, que están ubicados en la parte posterior del cuerpo.

- **Brazo:** en la parte superior posee un hueso (húmero), mientras que en la inferior, posee dos (radio y cúbito).

- **Mano:** está compuesta por un gran número de huesos.

- **Pelvis:** la misma consiste en un gran hueso, que se asemeja a una vasija. La zona pelviana tiene una gran diferencia entre el hombre y la mujer. En ésta, los huesos están más separados y son más cortos y livianos; mientras que en el hombre, hay más elevaciones y prolongaciones, siendo los huesos más anchos.

- **Pierna:** la pierna se halla compuesta por un hueso grande (fémur) en la parte superior, y dos más pequeños (tibia y peroné) en la parte inferior. La rótula es una formación ósea que está encajada en un tendón, sin estar conectada directamente con ningún otro hueso.

• **Pie:** está compuesto por muchos pequeños huesos, combinados entre sí, al igual que la mano.

• El esqueleto

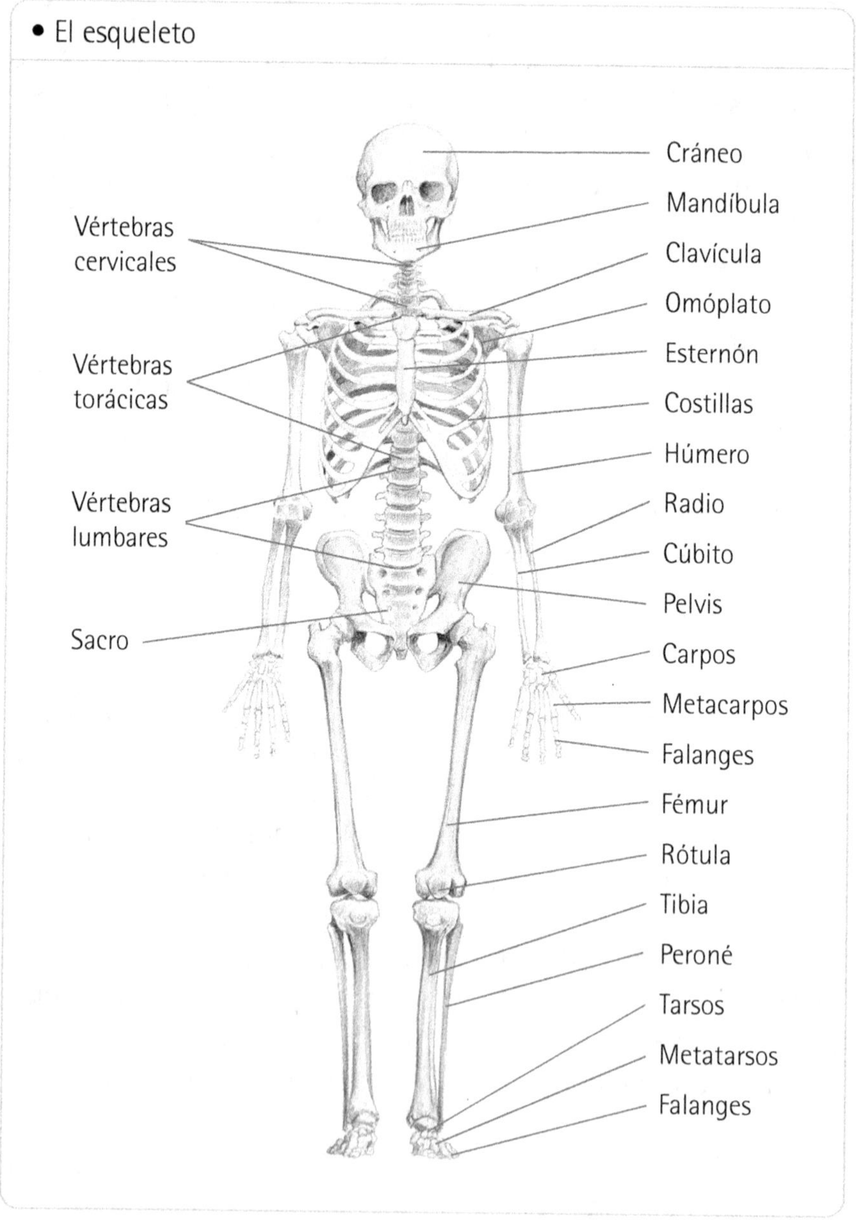

Las articulaciones

Una articulación puede definirse como un conjunto de partes duras y blandas que forman la unión entre dos o más huesos.

Existen articulaciones móviles y otras rígidas. Dentro de las primeras podemos encontrar a las de las extremidades, y dentro de las segundas, las del cráneo.

En los extremos de los huesos donde hay articulaciones móviles, hay una cubierta de cartílago y una cápsula que recubre la unión, que está reforzada por un tejido blanco llamado "membrana sinovial". Dicha membrana tiene la función de segregar un líquido (sinovial) que lubrica las articulaciones.

El masaje ayuda a estimular la producción del líquido sinovial.

Los músculos

El cuerpo humano consta de más de 200 músculos, de diversas formas y tamaños. Algunos se asemejan a cordones, mientras que otros son grandes masas o láminas delgadas.

La función de los mismos es la de permitir el movimiento y darle forma al cuerpo. Además, ayudan en las funciones: digestiva, circulatoria y respiratoria.

Todos los músculos se hayan recubiertos por una membrana fibrosa, llamada tejido conectivo o aponeurosis. Estos tejidos son los que separan a los músculos de la piel.

Casi todos los músculos se encuentran unidos en dos o más puntos a dos o más huesos diferentes. Hay otros que se unen en uno o más puntos al tejido conectivo que rodea otros músculos.

Los músculos suelen trabajar en pares o grupos, lo que hace posible el movimiento del cuerpo: mientras unos se relajan, otros se contraen; mientras unos hacen mover la articulación en un sentido, otros lo hacen en el sentido contrario.

• Los músculos

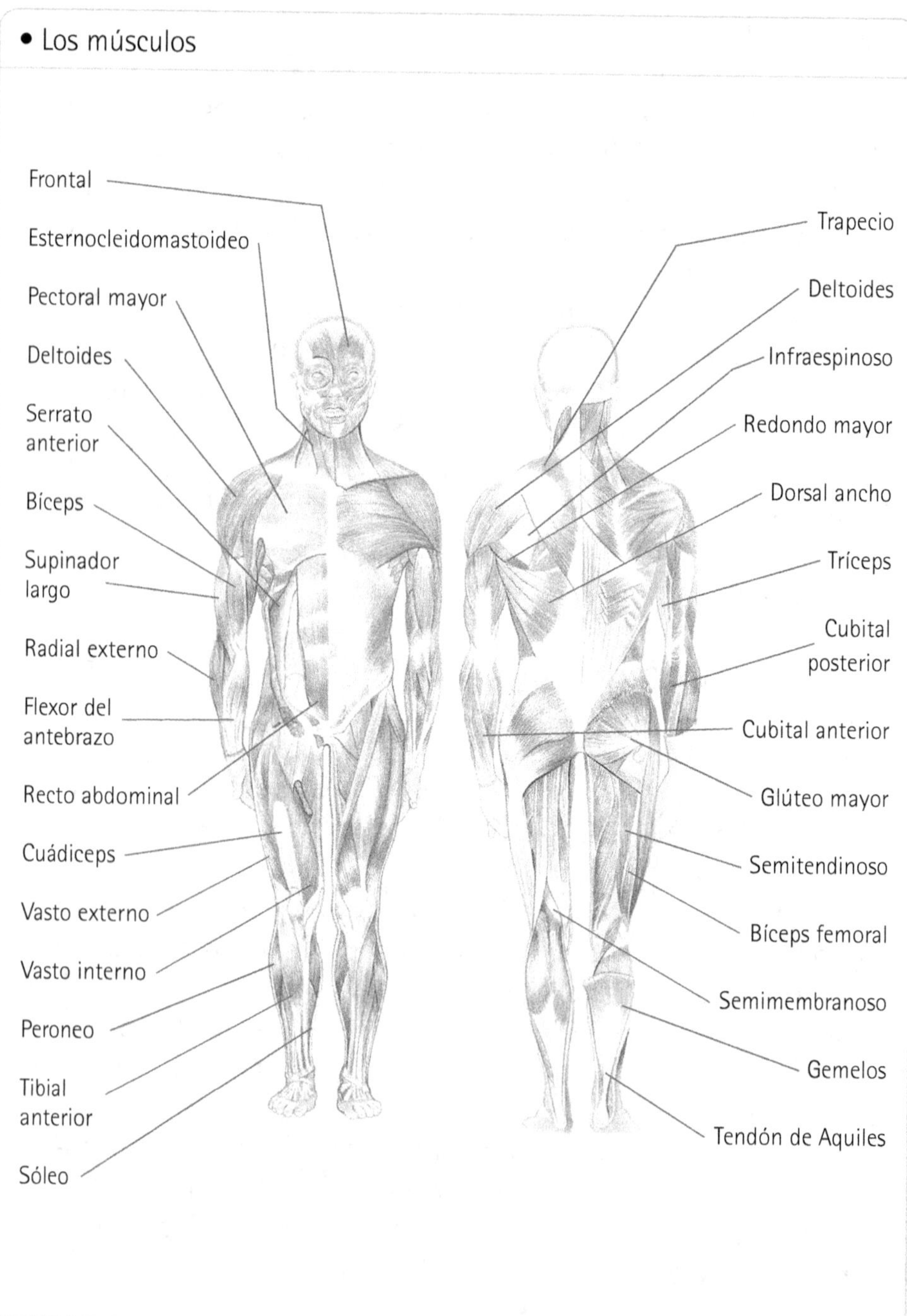

La circulación

Por medio del sistema circulatorio, la sangre es transportada a lo largo de todo el cuerpo. Este fluido vital lleva consigo oxígeno y demás alimentos a todas las células. A su vez, con sus glóbulos blancos, combate y elimina las bacterias, y arrastra en su torrente los desechos residuales.
El corazón es el motor del sistema circulatorio. Bombea 24 litros de sangre por minuto, cuando hay esfuerzos importantes; mientras que en reposo, suele bombear 6 litros.
La sangre sale con oxígeno desde el corazón por las arterias, recorre el cuerpo y se dirige hacia los vasos capilares, donde se realiza el intercambio de oxígeno, alimentos a las células y residuos, y vuelve por las venas hacia el corazón, donde pasa a los pulmones para limpiarse.
Las venas están ubicadas más cerca de la superficie de la piel; por lo tanto, al realizar un masaje, se estimula la circulación venosa que retorna al corazón y se favorece la eliminación de residuos.

Sistema nervioso

Este sistema tiene la función de recibir todos los estímulos sensoriales, tanto internos como externos. Luego, los descifra y los transmite al cerebro, donde se genera la respuesta.
El sistema nervioso está compuesto por dos partes: el sistema nervioso central (cerebro y médula espinal) y el sistema nervioso periférico que consta a su vez de dos partes: la voluntaria (nervios craneales y espinales) y la involuntaria (responsables de las funciones respiratorias y digestivas, por ejemplo).
Hay células periféricas (neuronas) que llevan los estímulos de los órganos sensoriales (receptores) hacia la médula espinal y el ce-

rebro. Las neuronas motoras transmiten la información y las órdenes del cerebro a través de la espina dorsal, hacia los órganos y tejidos.

Por medio de un buen masaje se relajan y tonifican los nervios, mejorando el estado de todos los órganos del cuerpo.

• Sistema nervioso

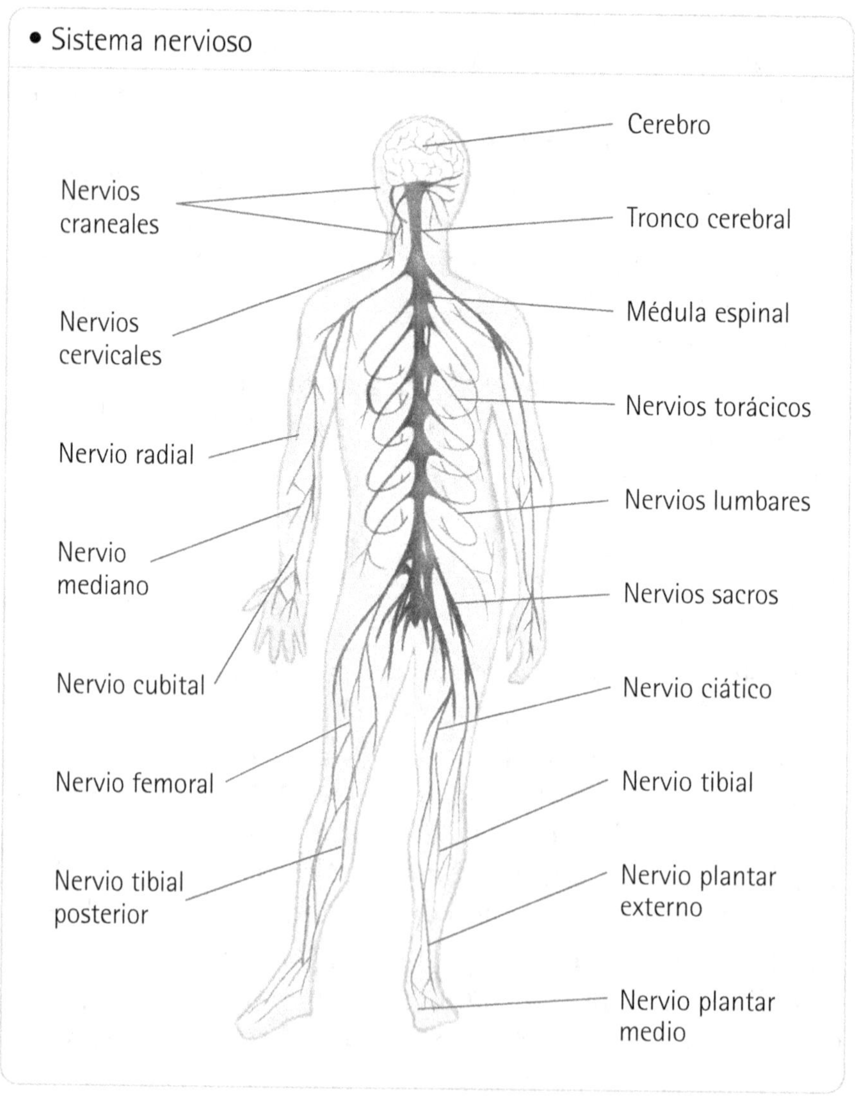

MANTENIMIENTO DEL MASAJISTA

Para que la persona que realiza los masajes logre realizarlos en forma adecuada, sintiéndose cómoda, con seguridad y confianza, y pueda conseguir resultados exitosos a través de los masajes, debe principalmente estar en buenas condiciones (físicas, psicológicas y emocionales). De esta forma, podrá transmitir tranquilidad y confianza, a quien reciba los masajes.
Compartimos con el lector, algunos puntos básicos a tener en cuenta:

• Siempre, y ante cualquier cambio de postura durante la sesión de masajes, debe estar distendido, ya que de lo contrario le transmitirá tensión al paciente.
• Debe estar atento y poder controlar su respiración, para realizar la terapia en forma confortable.
• Debe prestar sumo cuidado a su propio mantenimiento, no sólo corporal, sino también mental y emocional.

La práctica de ejercicios, en el terapeuta, es imprescindible para mantenerse flexible, equilibrado y fuerte. De esta manera, ocupándose en la propia integridad, se podrá afrontar con mayor entereza el contacto con el paciente, desde el masaje.
Una de las prácticas ideales, es el yoga. La misma induce a una toma de conciencia del propio cuerpo y a un estado de introspección muy favorable.
El terapeuta debe siempre trabajar con la espalda derecha, con el fin de dejar que la energía circule libremente. Las maniobras debe ejecutarlas con el peso de todo el cuerpo, no sólo con los

dedos y las manos. De esta forma, logrará terminar la sesión, con la misma energía con que comenzó.

Es ideal, durante la terapia, no hablar con el paciente. No se debe producir desconcentración, ni en el paciente ni en el terapeuta. Éste debe mantener toda la atención sobre el paciente, para poder guiarse por la intuición y sentir las tensiones y desequilibrios.

A continuación, ofrecemos distintos ejercicios para el terapeuta, a fin de que él mismo pueda llevarlos a cabo, manteniéndose en forma.

Ejercicios para la concentración

Si uno posee concentración, logra que su mente esté focalizada y adquiera un estado de equilibrio.

Sin importar la técnica de masajes que se aplique, la concentración es de suma importancia. Nos permite sentirnos libres y trabajar más con la intuición que con el cerebro.

Por otro lado, si la energía del terapeuta está bien canalizada, trabajará con menor esfuerzo muscular y realizará los masajes sin agotarse.

Antes de llevar a cabo los ejercicios de concentración, es necesario tener la espalda derecha, estar cómodos y sin tensiones.

Es ideal poder realizar estos ejercicios, antes de cada sesión, antes de contactarse en un tratamiento con otro individuo.

Para iniciar estos ejercicios, sentarse en una postura de meditación de yoga (Sidhasana), sobre una colchoneta. Llevar el talón izquierdo delante del pubis y colocar el pie derecho por delante del izquierdo. Mantener la espalda bien derecha, las manos sobre las rodillas y las palmas hacia arriba. Cuidar de no pronunciar demasiado la curva a nivel lumbar.

Lograda esta posición, cerrar los ojos y llevar toda la atención a la respiración. Es realmente importante, poder conectarse con la entrada y salida de aire, sintiendo el paso del mismo a través de las fosas nasales.

Llevar luego, la mano derecha sobre el ombligo y la izquierda sobre la derecha. Conectarse ahora con la respiración abdominal. Intentar realizar las respiraciones, lo más lentas y prolongadas posible, para poder sentir cómo avanza y retrocede el abdomen, con el ingreso y egreso de aire.

Para finalizar, inclinarse con el tronco hacia delante, intentando llevar la cabeza al suelo, pero sin esforzarse y sentirse incómodo. La idea es permanecer relajado, y guardar por medio de esta postura final, la energía generada. De esta forma, se favorecerá el estado de introspección.

Ejercicios de equilibrio

Los ejercicios de equilibrio contribuyen también a ejercitar la concentración.

Para comenzar, colocarse de pie y luego, separar los pies al ancho de las caderas. Relajar las rodillas y ubicar la pelvis, de manera que no se acentúe la curva a nivel lumbar.

En esta posición, intentar mantener el pecho abierto, bajar los hombros, relajar los brazos y alargar la nuca.

Fijar la vista en un punto fijo, idealmente a la altura de los hombros.

Desplazar todo el peso del cuerpo sobre el pie derecho y mantenerse en esa posición, realizando varias respiraciones a nivel consciente. Repetir la operación, con la otra pierna.

Volver a repartir el peso de todo el cuerpo sobre ambos pies.

Luego, llevar el peso del cuerpo a los metatarsos, intentando no despegar los talones del piso. Mantenerse en esa posición, realizando varias respiraciones a nivel consciente.

Realizar lo mismo, pero llevando el peso del cuerpo hacia los talones, sin despegar los dedos del suelo y realizando varias respiraciones en esa posición.

Volver a desplazar el peso del cuerpo al pie derecho y colocar la planta del pie izquierdo sobre la cara interna del muslo opuesto. Llevar el talón lo más cerca posible, de la ingle. En esta posición, juntar las palmas de las manos a la altura del pecho, fijando la vista en un punto. Realizar varias respiraciones, y luego repetir con la otra pierna.

Ejercicios de respiración

Es de suma importancia tomar conciencia de nuestra respiración. La respiración es el vínculo entre nosotros y el medio exterior, es el medio vital más importante de qué contamos.

Cuando la respiración se produce con armonía, siendo pausada y profunda, se puede ver reflejado en nuestro estado anímico y corporal. Por lo contrario, una respiración desequilibrada, agitada y arrítmica, produce agotamiento y fatiga.

Para el terapeuta, conectarse con la respiración durante la sesión de reflexología, es realmente importante. De esta manera, estará atento a cada maniobra que realice y además, estará más sensible a las sensaciones y vivencias del paciente. Ninguna maniobra que se ejecute será mecánica, sino pensada y consciente.

El hecho de realizar una respiración más equilibrada, aporta a quien la ejercite, mayor cantidad de oxígeno. De esta forma, se revitalizan los tejidos, se incrementa la circulación sanguínea, se regulariza el sistema nervioso, llevando a la persona a un mejor estado mental y físico.

Todos los ejercicios respiratorios que a continuación les ofrecemos, también pueden ser transmitidos e indicados a los pacientes. Recuerde que al practicar ejercicios de respiración, se deben tener en cuenta determinadas sugerencias:

- Inhalar y exhalar siempre por la nariz.
- No forzar nunca la respiración.
- No practicar estos ejercicios después de comer.
- La mente debe permanecer siempre atenta durante los ejercicios.
- Las personas con afecciones pulmonares o cardíacas, no deben forzar la respiración. Consultar con un médico ante estos casos.

Respiración abdominal

Primero, es necesario acostarse boca arriba con las piernas flexionadas y los pies apoyados en el suelo, apuntando hacia los costados. Esto facilita la relajación abdominal.

Rotar los hombros hacia atrás y hacia abajo, apoyándolos lo más posible en el suelo.

Colocar las manos sobre el abdomen, e inhalar sintiendo cómo el aire produce una expansión en la zona abdominal.

Luego, exhalar y relajar el abdomen.

Repetir el ejercicio diez veces y descansar.

Respiración media y alta

Esta respiración se realiza en la posición de acostado, colocando una almohada entre los omóplatos, para ser más consciente de ella.

Estirar las piernas y colocar las manos sobre las costillas. Ubicar los dedos medios donde termina el esternón.

Inhalar, hundiendo ligeramente el abdomen. Llevar el aire desde las últimas costillas hacia los lados y hacia el centro del pecho.

Dejar que los dedos medios se separen. Exhalar, relajando las costillas. Repetir el ejercicio diez veces y descansar.

Se puede volver a realizar pero, esta vez, intentando llevar un poco más de aire, completando en mayor medida la capacidad de los pulmones.

Respiración completa

La respiración completa resulta beneficiosa, en primer lugar, favoreciendo la relajación. Por otro lado, ayuda a aquietar la mente, dándole claridad y aliviando situaciones de miedo y angustia.

En primer lugar, es necesario acostarse boca arriba. Luego, separar las piernas, relajar bien los pies, girándolos suavemente hacia fuera. Rotar los hombros hacia atrás y hacia abajo, apoyándolos lo más posible en el suelo.

Comenzar con la respiración abdominal, inhalando. Con la misma inhalación, continuar con la respiración media y alta.

Al exhalar, relajar primero el pecho y luego el abdomen.

Realizar entre 5 y 10 respiraciones. Descansar y comenzar nuevamente.

Este ejercicio se puede realizar también, en la posición de sentados. Es conveniente, mantener la espalda bien derecha, la nuca estirada y el mentón paralelo al pecho.

Si en este tipo de ejercicio, se sienten mareos, conviene detenerse y descansar, ya que ha resultado excesiva la oxigenación.

Ejercicios para las manos

En primer lugar, debe frotarse las manos. Luego, juntar las palmas de las manos entre sí, y sin dejar que se separen, intentar formar un ángulo recto entre el dorso de las manos y los antebrazos.

Flexionar y presionar cada dedo, utilizando la mano contraria. Colocar el puño de la mano derecha, entre los espacios de los dedos de la mano izquierda. Repetir la operación con la otra mano. Sobre una colchoneta o esterilla, colocarse en cuatro apoyos (sobre rodillas y manos). Abrir bien las manos y trasladar el peso de todo el cuerpo hacia las mismas. Realizar dos o tres respiraciones.

Repetir el ejercicio con los dedos hacia adentro, con el objetivo de fortalecer y elongar las muñecas.

Ejercicios para la columna

Sobre una colchoneta o esterilla, colocarse en cuatro apoyos (sobre rodillas y manos). Distribuir el peso de todo el cuerpo sobre los cuatro apoyos. Inhalar, mientras se flexiona la columna, mirando hacia arriba. Luego, mirarse el ombligo, flexionando la columna en sentido contrario, mientras se exhala.

Ejercicios para flexibilizar y masajear la columna

En primer lugar, sentarse en el suelo, con las piernas encogidas (flexionadas). Tomarse las pantorrillas con las manos, y sin soltar las piernas, apoyar la espalda y la cabeza en el piso.

Luego, llevar las rodillas a la frente, separar la espalda del piso y continuar manteniendo las manos en las pantorrillas. Utilizar para este ejercicio, la fuerza abdominal.

En la misma posición, estirar las piernas por detrás de la cabeza, apoyar los pies en el piso. En caso de ser posible, estirar los brazos hacia delante, apoyándolos en el suelo para mejorar el apoyo. Volver a la posición inicial y repetir el ejercicio varias veces.

Ejercicios para las piernas

El objetivo de los ejercicios de piernas, si bien no son del todo imprescindibles para dar masajes, es que el terapeuta adquiera flexibilidad y se sienta cómodo y ágil para la ejecución de las maniobras.

Para realizar los ejercicios de piernas, es conveniente sentarse sobre una esterilla o una manta doblada. De esta forma, estará más cómodo.

Juntar las plantas de los pies, y tomándose la punta de los pies con las manos para que no se separen, intentar tocar con las rodillas el piso.

Flexionar la pierna derecha, colocando la planta del pie sobre el costado de la cara interna del muslo izquierdo. Intentar llegar con la rodilla, al piso. Repetir el mismo ejercicio, con la otra pierna.